Clifton Wintringham von den endemischen und epidemischen Krankheiten

nebst einem

Auszuge seiner übrigen Schriften

übersezt und herausgegeben

von

Johann Ephraim Lietzau

der Arzneiwissenschaft Doctor.

Mortuus ipse licet, suadebit gnaviter id quod
Aeque pauperibus prodest, locupletibus aeque
Aeque neglectum pueris, senibusque nocebit.

Erster Theil.

Berlin,

bei Gottlieb August Lange, 1791.

Dem

Hochwohlgebohrnen Herrn,

Herrn

Joh. Carl Wilhelm Möhsen

Königl. Preuß. wirkl. Leibarzt, des Obercollegii Medici, Obercollegii Sanitatis, und der Königl. Pr. Akad. der Wissenschaften ordentl. Mitglied in der philologischen Classe, wie auch der Römisch-Kaiserl. Akad. der Naturforscher, und der Königl. medicinischen Akad. zu Paris Mitgl., und ordentl. bestelltem Medic. der neuen Ritterakademie, des adelichen Cadettencorps, und des Joachimsthalschen Gymnasii, Physikus des Teltowschen Kreises 2c. 2c.

als

einen geringen Beweis

seiner

dankbarsten Ergebenheit

mit

ungeheuchelter Hochachtung

gewidmet

vom

Uebersetzer.

Vor-

Vorrede des Herausgebers.

Gegenwärtige Ausgabe der Schriften des berühmten Clifton Wintringham, ist nach der lezten englischen Ausgabe, welche unter dem Titel: The Works of the late *Clifton Wintringham* Physician at York, now first collected and published entire: with large Additions and Emendations from the original Manuscripts by his Son C. Wintringham M. D. F. R. S. Physician to His Royal Highness the Duke of Cumberland, and during the late War abroad, Physican to His Majesty's Hospitals on the military Establishment. In two Volumes MDCCLII. zu London erschienen ist, besorgt worden.

Gerne hätte ich einige Nachrichten von den Lebensumständen des Verfassers mitgetheilt; aber, aller angewandten Mühe ohnerachtet, bin ich nicht im Stande gewesen, welche zu erlangen. So viel aus dem Titel erhellet, ist er praktischer Arzt zu York gewesen — hat, wie wir aus seinem nosologischen Commentar sehen, mit Hurham zu gleicher Zeit gelebt — und die epidemischen Krankheiten an dem Orte seines Aufenthalts zwanzig Jahre lang beobachtet. — Sein Ruf hat sich nicht blos in seinem **Vaterlande**, sondern auch durch **Frankreich** und **Italien** verbreitet; und ob er gleich in **Deutschland** wenig bekannt geworden ist, so glaube ich doch kein ungünstiges Vorurtheil für ihn bei dem Leser zu erregen, wenn ich ihn erinnere, wie oft ihn Herr Prof. **Selle** in seiner unsterblichen Pyretologie anführt. (*)

Da

(*) Edit. IIdae p. 91. 96. 160. 162. 185. 231. 256. etc.

Da ich mir bei der Herausgabe dieser Werke, einige Freiheiten genommen habe, so glaube ich auch die Gründe anführen zu müssen, welche mich dazu bewogen haben.

Die **erste** Abhandlung über die **endemischen Krankheiten**, ist gewiß einer der besten Commentare, über das Buch des **Hippocrates**: de aeribus aquis et locis. Der vortreflichen Ordnung, welche der Verfasser beobachtet, nicht zu erwähnen, ist es würklich zu bewundern, mit welcher Kunst er die mannigfaltigen Umstände, welche Ursachen örtlicher Krankheiten abgeben, unter allgemeine Regeln zu bringen weiß. Man sehe z. B. das lezte Hauptstück, wo er alle Nahrungsmittel auf zwei Classen: die phlogistischen und antiphlogistischen, zurückführt; eine Eintheilung, welche der Natur so angemessen, und für den Verstand so faßlich ist, daß ich nicht begreife, wie man eine bessere wählen könnte;

 obgleich

obgleich keiner der bisherigen diätetischen Schriftsteller davon Gebrauch gemacht hat.

Ich bin bei dieser Abhandlung freilich nichts mehr als Verdeutscher, und um mich des Ausdrucks des Herrn Dr. Michaelis zu bedienen, gleichsam nur Spediteur gewesen, und habe mich aller Anmerkungen enthalten, die den Preis des Buches nur vertheuert, und den Leser ermüdet hätten. Inzwischen glaube ich, daß mir dieses zu keinem Vorwurfe gereichen wird — und besonders wenn man überlegt, wie wenig Kunst, Wissenschaft und Erfahrung dazu gehört, um einige wenige unbeträchtliche Data zu sammeln, und andere Schriftsteller auszuschreiben. So hätte ich S. 109 viele Eidechsengeschichten aus Weikard, Sauvages und andern beibringen, und noch mehrere ähnliche Anmerkungen machen können, wenn ich es Willens gewesen wäre.

Der Gegenstand der **zweiten** Abhandlung, ist eine bloße Hypothese über die Ansteckung, nach der Vorstellungsart der damaligen Zeiten. Ich habe nur so viel davon stehen lassen, als ich nöthig zu seyn erachtete, um den Leser in den Stand zu setzen, über ihren Werth urtheilen zu können, und ihn zu überzeugen, daß er durch die Weglassung derselben nichts verlohren hätte. Hypothesen haben immer nur für gewisse Zeiten einen Werth, eine stürzt die andere, und wie lange die sinnreiche **Aldersonsche** ihr Ansehen behalten wird, muß die Zukunft entscheiden. Auch können Hypothesen den Litterator nur in so fern intereßiren, als sie durch den Umsturz einer schädlichern genüzt, oder auf neue Entdeckungen geführt, oder auf irgend eine andere Art, den Fortgang unserer Kunst aufgehalten oder befördert haben; und da keiner von diesen Umständen bei der gegenwärtigen eintrift, so glaube ich mir mit Recht diese Freiheit genommen zu haben.

Eben diese Regeln habe ich bei der Ausgabe der **vierten** Abhandlung de Podagra beobachtet. Das Hauptstück von den Zufällen, den gelegentlichen Ursachen — welche nach Tissot's Urtheil so vortrefflich auseinandergesezt sind (*) — und von der Heilart, habe ich unverändert geliefert; von dem über die nächste Ursache aber, nur die Hauptsätze, aus denen er seine ganze Hypothese herleitet, und die Entstehung der Zufälle erklärt, stehen lassen.

Der **nosologische Commentar** über die epidemischen Krankheiten zu York ist gewiß sein vorzüglichstes Werk. Ich habe ihn daher auch ganz genau und unverändert

(*) Qui modum quo nocet nimius et praematurus coitus breviter et bene expositum legere cupit, adeat, Clifton Wintringham de Podagra. Tissot Diss. de Febrib. biliosis accedit tentamen de morbis ex Manustupratione Laus. MDCCLXXX. p. 269.

dert, und selbst mit den wenigen Sprach-Fehlern, die dem Verfasser eigenthümlich sind, abdrucken lassen. Würde man nicht den Herausgeber des Cälius Aurelianus getadelt haben, wenn er das barbarische Latein seines Verfassers verbessert hätte? und hätte ich nicht eben denselben Vorwurf befürchten müssen, wenn ich meine Hand an ein Meisterwerk gelegt hätte, dessen wenige Flecken nur dazu dienen, um die Schönheit des Ganzen desto mehr zu erheben?

Die epidemischen Krankheiten, nebst ihren Ursachen, — welche wahrscheinlicherweise in der verschiedenen Beschaffenheit der Luft und Witterung ihren Grund haben — die mannigfaltigen Abänderungen derselben, verschiedenen Erscheinungen bei gleichen Constitutionen, und dergleichen mehrere, dahin gehörige Umstände, sind der Vorwurf der Untersuchung der größten Aerzte jedes Jahrhunderts, des Hippocrates,

Sy-

Sydenham, Huxham, Stoll, Plenciz, Wang und mehrerer gewesen; und doch — welch ein weites Feld bietet sich noch den Augen des Arztes dar, in dem er noch Eroberungen machen und Lorbeern einerndten kann?

Einige angesehene Aerzte legen zwar auf die Beschaffenheit der Witterung und die Verschiedenheit der Jahreszeiten, zu wenig Gewicht, und wollen ihnen gar nicht den Einfluß auf Krankheiten zugestehen, den ihnen andere beilegen. Selbst Zimmermann in seinem vortreflichen Buche von der Ruhr neigt sich auf diese Seite, weil in Jahren, die eine gleiche Beschaffenheit der Luft, eine gleiche Witterung mit dem Jahre 1765 hatten, doch keine Ruhr zum Vorschein kam; allein dieser Einwurf fällt von selbst weg, wenn man folgende Umstände in Erwägung zieht.

Erstens,

Erstens, wenn man die Natur der epidemischen Krankheiten untersucht, muß man, wie Celsus einschärft (*), nicht blos auf die gegenwärtige Witterung, sondern auch auf die vorhergegangene sehen; denn die Erfahrung lehrt, daß die Krankheiten bei übrigens ganz gleichen Umständen und Beschaffenheiten der Luft, nach Verschiedenheit der vorhergegangenen Constitution verschieden sind. Wenn also Herr **Zimmermann** seinem Einwurf hätte Gewicht geben wollen, so hätte er auch beweisen müssen, daß diejenigen Jahre, die mit dem Jahre 1765 eine gleiche Witterung hatten, auch auf eine gleiche Constitution der Luft gefolgt sind; welches aber gewiß nicht der Fall gewesen ist.

Zweitens beobachten wir, daß die **Epidemien** eben denselben Gang als einzelne Krankheiten nehmen; sie haben eben so-

(*) Celsus lib. II. cap. I.

sowohl ihren Anfang, ihre Zunahme, ihren Stillstand und ihr Ende, als die leztern. Nun sehen wir, daß die Unreinigkeiten in den Gallenfiebern anfangs gewöhnlicherweise nach oben, und erst nach dem Stillstande, wenn die nothwendigen Ausleerungen verabsäumt worden sind, nach unten turgesciren und einen symptomatischen Durchfall verursachen. Eben dieses findet auch in Ansehung einer gallichten Epidemie statt. Gewöhnlich fängt sie im März, April oder May nach Verschiedenheit der Witterung, der Breite der Oerter, und anderer dergleichen Umstände an; nimmt darauf zu, erreicht ihren Stillstand, und erst nach demselben, gegen das Ende der ganzen Epidemie, erscheinen die Ruhren. Sezt also, daß der Frühling und der Anfang des Sommers kalt, trocken und mit Nordwinden versehen ist, und der folgende Winter mit starkem Froste sehr frühzeitig eintritt, so daß kaum drei Monate für die gallichte Constitution übrig bleiben;

bleiben; so ist es offenbar, daß dieselbe schon in ihrer Zunahme unterdrückt wird, und ihren Stillstand nicht erreichen kann. Es werden also gallichte Wechselfieber mit einigen wenigen nachlassenden herrschen; aber keine Ruhren zum Vorschein kommen — Sezt hingegen, daß der folgende Winter spät eintritt, warm, feucht, und südlich ist, und daß diese Witterung noch im folgenden Frühlinge fortdauert, so wird die Epidemie wegen der, in etwas verminderten Wärme der Luft, in ihrem Fortgange zwar etwas aufgehalten, aber nicht unterdrückt werden, und im März, April oder May ihren Stillstand erreichen. Folglich werden den Winter hindurch vorzüglich nachlassende mit einigen wenigen Wechselfiebern herrschen, und denn mit dem Anfange des Frühlings die Ruhren eintreten — Wir haben hier also zwei Fälle, die ganz von der Regel abweichen; einmal bleibt die Ruhr ganz aus; und das andere mal fängt sie schon im Frühling an, da sie erst im Herbst zum Vorschein kommen sollte; und meiner Meinung nach, wird es auch dem Leser gar nicht schwer werden, die Anwendung auf die Epidemie, welche Herr **Ritter von Zimmermann** beschrieben hat, zu machen. —

Berlin, in der Ostermesse 1791.

Inhalt.

Inhalt
des
Ersten Theiles.

I. Abhandlung von den endemischen Krankheiten, worin die verschiedene Natur und Beschaffenheit der Luft, des Bodens, des Wassers, der Lebensart u. s. w. erklärt wird.

Erstes Hauptstück.

Zweites Hauptstück.

Drittes Hauptstück.

Viertes Hauptstück.

Fünftes Hauptstück.

Sechstes Hauptstück.

Siebentes Hauptstück.

Achtes Hauptstück.

Pest

Neuntes Hauptstück.

Zehntes Hauptstück.

Eilftes

Eilftes Hauptstück.

II. Versuch über die ansteckenden Krankheiten, besonders aber über die Pocken, Masern, faulen, bösartigen und pestilentialischen Fieber.

Erstes Hauptstück.

Zwei-

Zweites Hauptstück.

Drittes Hauptstück.

Viertes Hauptstück.

In:

Inhalt
des
Zweiten Theiles.

I. Commentarius nosologicus, morbos epidemicos et aeris variationes, in urbe Eboracensi locisque vicinis, per viginti annos grassantes, complectens.

An-

Ca-

Caput tertium.

Caput quartum.

Caput quintum.

Abhand-

Abhandlung

von den

endemischen Krankheiten

worin

die verschiedene Natur und Beschaffenheit der Luft, der Lage, des Bodens, des Wassers, der Lebensart u. s. w.

erklärt wird.

Nec tellus eadem parit omnia, vitibus illa
Convenit, haec oleis. hic bene farra virent:
Hinc quoniam variant animi, variabimus artes
Mille mali species, mille salutis erunt.

OVID.

Aus dem Englischen übersezt.

Vorrede.

Daß sowohl die Leibesbeschaffenheiten, als Krankheiten der Menschen, welche verschiedene Länder und Himmelsstriche, oder nur verschiedene Theile ebendesselben bewohnen, äußerst verschieden sind, hat man schon lange beobachtet (a); aber auf die Ursachen und verborgenen Quellen dieser Veränderungen in der thierischen Haushaltung, durch deren Kenntniß wir sowohl zu der Verhütung als Heilung der Krankheiten am besten geleitet werden können, hat man wenig Rücksicht genommen. Dieses ist der Grund, warum in Fällen und Umständen, die sich übrigens ganz gleich sind, doch der Erfolg nicht immer der

(a) *Hippocr.* de aerib. aq. et loc. I. 5. LVII. I. Orat. Thessal. I. 130. *Galen.* de sanitate tuenda lib. II. cap. 7. et lib. V. cap. 14.

Erwartung des Arztes entspricht; denn da nicht allein die ersten und entfernteren Ursachen sowohl der hitzigen als chronischen Krankheiten, sondern auch die Verschiedenheiten der Leibesbeschaffenheit, welche, wie aus dem folgenden erhellen wird, größtentheils von der verschiedenen Beschaffenheit der Luft, Lage, Lebensart und dergleichen abhängen, wegen anscheinend unmittelbarerer Ursachen vernachläßigt werden, so muß die Heilung schwerer wo nicht ganz unmöglich werden; weil dieselbe Ursache, welche im gesunden Zustande eine Krankheit hervorbrachte, auch überhaupt, wenn sie fortwirkt, im Stande ist, die Krankheit, der wirksamsten Arzneymittel und sonst glücklichen Heilungsarten ohnerachtet, zu unterhalten.

Dieses sehen wir ganz augenscheinlich in unserm eigenen Lande, aus denjenigen Wechselfiebern, welche in den niedrigen Gegenden von Essex und den Sümpfen von Cambridgeshire und andern flachen und wässerigten Ländern so unaufhörlich herrschen; denn in einer solchen Luft erfordern sie, sowohl wegen der größern Zähigkeit des Bluts, als weil die festen Theile durch die Feuchtigkeit erschlafft sind, stärkere Auflösungsmittel, und eine sowohl in Ansehung der Menge als der Beschaffenheit der Arzneimittel verschiedene Heilungsart, von derjenigen, die an Oertern, welche in dieser Rücksicht eine ganz andere Lage haben, schicklich ist. Und doch giebt es manchmal Fälle, daß selbst diese Heilungsart, so lange die Kranken in dieser feuchten Luft leben, nicht vermögend ist, die öftern Rückfälle, zu welchen sie geneigt sind, zu verhüten; welche demohngeachtet durch den Aufenthalt in einer reinern und trocknern Luft, ohne alle Arzneymittel oft glücklich verhindert werden. Hiemit stimmt Celsus überein, wenn er sagt: daß dieselben Krankheiten in verschiedenen Ländern und Oertern, verschiedene Heilungsarten erfodern, nämlich: differre quoque pro natura locorum genera medicinae, et aliud opus esse Romae, aliud in Aegypto, aliud in Gallia (b). Eben so

(b) *Celsus* in praefat. ad Lib. I. p. 8.

denkt Lukrez, der uns eine schöne Beschreibung von den verschiedenen Naturen und Beschaffenheiten verschiedener Gegenden gegeben hat, nämlich:

Nonne vides etiam coeli novitate et aquarum
Tentari, procul a patria quicunque domoque
Adveniunt? ideo quia longe discrepat aer.
Nam quid *Britannum* coelum differre putamus,
Et quod in *Aegypto* est qua mundi claudicat axis,
Quidve quod in *Ponto* est differre a *Gadibus* atque
Usque ad nigra virum percoctaque saecla calore.

Und an einem andern Orte:

Est Elephas morbus qui propter flumina Nili
Gignitur *Aegypto* in media, neque praeterea usquam
Atthide tentantur gressus, oculique in Achaeis
Finibus, inde aliis alius locus est inimicus
Partibus et membris: varius concinat id aer (c).

Diese verschiedene Natur der Krankheiten in verschiedenen Orten erhellet nicht weniger aus der Heilungsart, deren sich die mehresten Nationen in derselben Krankheit bedienen, und welche ihnen ihre häufige Erfahrung als die nützlichste und schicklichste bewiesen hat. Daher kommt es, daß die Engländer, Franzo-

c) Titi Lucret. Lib. VI. vers. 1101.

Franzosen, Spanier, Deutsche u. s. w. eine ganz verschiedene Heilart haben, und jeder diejenige empfiehlt, welche er in seinem eignen Lande am nützlichsten gefunden hat. Und so viel ist gewiß, daß wenn wir nicht auf die verschiedenen Ursachen und Quellen der Krankheiten in verschiedenen Oertern und Ländern sehen, die entweder von dem Clima, der Luft, dem Boden, der Lage, den Wassern und der Lebensart oder dergleichen entstehen; wir nothwendigerweise in unsern Vorherverkündigungen irren, und den mit allem Grunde erwarteten Erfolg verfehlen müssen.

Durch diese Untersuchung der verborgenen und ausser der Acht gelassenen Ursachen der Krankheiten, verhinderte der große Empedocles den Fortgang der Pest zu Agrigent, nämlich dadurch, daß er die Mündungen einiger benachbarter Berge, deren schädliche Dämpfe die angrenzenden Länder ansteckten,

(d) Plutarchi Lib. περὶ πολυπραγμοσύνης.

verstopfen ließ (e). Eben so merkwürdig war dasjenige, was er zu Selinis that, wo er der Wuth der Pest, durch einen Wasserstrom, den er aus zween Flüssen des angrenzenden Landes herleitete, Einhalt that, indem er hiedurch ihre stillstehenden Gräben von dem Schlamme säuberte, dessen faule Ausdünstungen die Luft beinahe pestilentialisch gemacht hatten. Eben so befreite **Hippocrates** die Athenienser von der Pest, indem er auf den Straßen große Feuer machen ließ (f); und Varro, der in einer pestilentialischen Jahreszeit zu Corcyra viele Menschen dadurch rettete, daß er die Fenster und Thüren der Häuser von der Süd- nach der Nordseite versetzen ließ (g). Von so großem Nutzen ist die Kenntniß dieser und anderer **endemischen Krankheiten**, um sie vollkommen ausrotten zu können, nach dem vortreflichen Ausspruch des vorher angeführten Schriftstellers, nämlich:

(e) Diog. Laert. de vit. Emped. Lib. VIII. Segm. 70.

(f) Auctor Lib. de Theriaca ad Pison. cap. 16. Aetii Amedei Tetrab. II. Serm. I. cap. 94.

(g Lemn. de natur. Mirac. lib. III. cap. 3.

lich: Inveniuntur in quibus aliter atque in caeteris idem eveniat; et causae quoque aestimatio saepe morbum solvit (h). Wenn wir aber auch keinen andern Grund hätten, welcher uns zu diesen Untersuchungen antriebe, so ist schon dieser allein hinreichend, nämlich: weil die Aerzte in den mehresten Krankheiten, besonders aber in den chronischen, hiedurch in den Stand gesezt werden, zu bestimmen, wenn eine Veränderung der Luft ꝛc. nothwendig, und was für eine Art derselben am nützlichsten ist. Denn nicht blos die Verwechselung einer überhaupt schlechten Luft mit einer bessern, sondern manchmal mit einer entgegengesezten, ist zur Genugthuung der mannigfaltigen, in verschiedenen Krankheiten und Leibesbeschaffenheiten nothwendigen Heilarten am nützlichsten; und nicht allein eine Luftgattung, sondern auch verschiedene Speisen und Getränke können in manchen Fällen sehr nützlich, und in andern wieder sehr schädlich seyn. Aus diesem Grunde habe ich auch ihre verschiedenen Würkungen, ohne

(h) Celsus in praefat.

auf eine vor allen andern besonders Rücksicht zu nehmen, hererzählt, und die Anwendung auf besondere Krankheiten, die nie so allgemein bestimmt werden kann, daß sie auf alle einzelnen Krankheiten und Leibesbeschaffenheiten passen sollte, übergangen.

Aber ohne den Leser durch mehrere Beispiele von dieser Art zu ermüden, ist dasjenige, was bereits gesagt worden, hinreichend um zu zeigen, wie sehr viel die Untersuchung der verborgenen Veranlassungen und Ursachen der Krankheiten, zur Heilung der gefährlichsten und tödlichsten von ihnen, und sogar der Pest selbst, beiträgt. Was ich in dieser Abhandlung geleistet habe, kann ich nicht bestimmen; solte der Gegenstand in derselben aber nicht erschöpft seyn, so kann doch vielleicht durch dieselbe ein geschickterer Kopf ermuntert werden, diesen nützlichen, aber vernachläßigten Theil der Arzneiwissenschaft, durch welchen ihre Irthümer verbessert, und ihre Mängel ergänzt werden können, zu bearbeiten.

Von den

endemischen Krankheiten.

Erstes Hauptstück.

Endemische Krankheiten, sind nach den Begriffen der Aerzte solche, welche in einem gewissen Lande oder Orte mehr als in einem andern herrschen, und von gewissen besondern Beschaffenheiten des Clima's, der Luft, des Bodens, der Lage, der Wasser und dergleichen entstehen.

Die Würkungen, welche diese Ursachen in der thierischen Haushaltung hervorbringen, sind, ob man gleich wenig auf sie geachtet hat, zahlreich und wichtig; sie wachsen von unserer Wiege an mit uns auf, und schlagen hiedurch in unsern Naturen tiefe Wurzeln, und werden in unsere eigenthümliche Leibesbeschaffenheit verwebt. Hieraus entstehen nun viele und große Krankheiten, und zwar die unheilbarsten und gefährlichsten. Und wie

wie ist es anders möglich, wenn die Luft, die wir athmen, die Früchte der Erde, unsere Speisen und Getränke, besonders aber die Wasser, diese große Quelle aller unserer Getränke, und der vornehmste Bestandtheil vieler anderer Zusammensetzungen, hiedurch neue Eigenschaften erlangen, und von derjenigen Reinigkeit abweichen, welche nothwendig ist, um die thierische Haushaltung in einem gesunden Zustande zu erhalten.

Unsere Körper werden aber nicht blos in Rücksicht ihres mehr oder weniger gesunden Zustandes verändert, sondern unsere Gesichtszüge, Leibesbeschaffenheiten, und körperlichen Gestalten selbst, werden nicht wenig verändert, wie man an den Bewohnern verschiedener Länder sehen kann; ja die Vermögen der Seele selbst, werden durch sie erhöhet, oder vermindert, wie nicht nur aus dem verschiedenen Genie, und den verschiedenen Anlagen der mehresten Nationen, sondern auch aus den zahlreichen Beobachtungen der vorzüglichsten Naturkündiger und Aerzte erhellet. (a)

Hie-

(a) Hippocrat. de aerib. aqu. et loc.
Galenus de Teuperaturis lib. 1; et libr. de moribus anim. P. VIII. et IX.
Plato in Timaeo.

Hiemit stimmet die bekannte Beobachtung des Satyrenschreibers überein.

Vervecum in patria crassoque sub aere nasci.

Ich werde mit den verschiedenen Lagen blos in Rücksicht der Luft den Anfang machen, und das übrige nach der bestimmten Ordnung abhandeln. Ehe ich dieses aber thue, muß ich erst so viel von der Luft, und ihrer Würkungsart auf den menschlichen Körper sagen, als nothwendig ist, um die folgenden Blätter verstehen zu können.

Die Luft ist eine zusammendrückbare und ausdehnbare Flüssigkeit, welche unsere Erde bis auf eine ziemliche Entfernung umgiebt; ihre untern Schichten sind mehr als ihre obern zusammengedrückt, und zwar im Verhältniß zu der Dichtigkeit und Höhe der aufliegenden Flüssigkeit.

Diese Zusammendrückung ist die Ursache von der größern Dichtigkeit ihrer untern Schichten, welche mit ihrer Zusammendrückung beständig im Verhältniß steht; welches auch von der Elasticität gilt, da die Vis centrifuga ihrer Theilchen mit der Ent-

Entfernung ihrer Mittelpunkte in einem wechselseitigen Verhältniß steht (b).

Ich werde den Leser weder mit der Berechnung der specifischen Schwere der Luft, noch ihres Druckes auf die Oberfläche unserer Körper belästigen; denn alles dieses ist nicht allein schon bestimmt, sondern die Veränderungen, die daraus entspringen, sind auch kurz und veränderlich; und ob sie gleich die Ursachen einiger hitziger Krankheiten und kurzdauernden Unordnungen seyn können; so haben sie doch wenig oder gar keinen Antheil, an der Hervorbringung derjenigen Würkungen in der thierischen Haushaltung, die so beständig und daurend sind, als die Ursachen der Krankheiten, von denen hier gehandelt wird, die von dem verschiedenen Verhältniß, so sie in einigen besondern Oertern und Ländern in Vergleichung mit andern, gegen einander haben, entstehen; wohin zum Beispiel ihre Hitze und Kälte, Trockenheit und Feuchtigkeit, und ihre grössere oder geringere Verunreinigung durch thierische, vegetabilische und mineralische Theilchen gehöret.

Die

(b) Newtoni principia philosoph. math. lib. II. p. 23.

Die Veränderungen, welche durch die Hitze und Kälte in der Luft hervorgebracht werden, sind ihre Verdünnung und Verdichtung, wodurch sie einen größern oder kleinern Raum einzunehmen gezwungen wird, wie aus sehr vielen Beobachtungen und Versuchen hinlänglich erhellet (c). Und da ihre Elasticität mit ihrer Verdichtung im Verhältniß steht, so wird auch diese hiedurch sehr verändert werden, wie aus sehr vielen Stellen des vorher angeführten Schriftstellers erhellet (d). Dieses allein ist hinreichend, unsere Körper auf eine sehr merkliche Art anzugreifen, da nothwendigerweise die Luft selbst zum Athemholen mehr oder weniger tauglich werden muß; und da die Lungen durch dieselbe verhältnißmäßig ausgedehnt werden, auch das Blut, seine natürlichen Verrichtungen zu vollführen, mehr oder weniger fähig werden muß.

Die Veränderungen, welche durch die Feuchtigkeit und Trockenheit hervorgebracht werden, sind die Vermehrung oder Verminderung ihrer Schnellkraft; welche auch auf unser Athemholen einen Ein-

(c) Boyle's experimental history of cold.

(d) Experiments concerning the spring of the air.

Einfluß hat, in so fern als nicht blos die Lungen selbst, wie in dem vorhergehenden Falle mehr oder weniger ausgedehnt, sondern auch die Fasern der Lunge selbst, mehr als die andern des Körpers, erschlafft und zusammengezogen werden, sowohl weil sie beständig ihren Würkungen ausgesetzt sind, als auch wegen ihres stärkeren Druckes auf sie im Ausathmen, welcher von dem Verhältniß der Höhlen der Lungenbläschen zusammengenommen, zu der Höhle der Luftröhre entstehet, wie ich aus den Gesetzen der Luft leicht beweisen könnte, wenn es zu meinem Vorhaben gehörte. Hiezu kommt noch, daß sie die Fasern des Körpers erschlafft oder zusammenzieht, wodurch die unmerkliche Ausdünstung, die größte und nützlichste Ausleerung des Körpers, sehr vermindert oder vermehret wird.

Die Veränderungen, welche durch die Dämpfe und Ausdünstungen thierischer, vegetabilischer, oder mineralischer Substanzen in der Luft hervorgebracht werden, und welche von der verschiedenen Beschaffenheit der thierischen Säfte, den verschiedenen Produkten, und der Natur des Bodens abhängen, werde ich alsdenn abhandeln, wenn ich von den Veränderungen, die in dem thierischen Körper durch sie bewürkt werden, besonders reden werde.

werde. Nur dieses muß ich überhaupt anmerken, daß alle dunstartigen Ausdünstungen, ihre Feder-Kraft schwächen (e), und in der thierischen Haushaltung unendlich viele Veränderungen hervorbringen, da sie die Fasern zusammenziehen oder erschlaffen, die thierischen Säfte in Gährung setzen, auflösen, oder gerinnend machen, oder die festen Theile zu stärkern und häufigern Schwingungen reitzen.

(e) Boyle of animals shut up with air in the receiver, or Philos. Transact. No. 63.
Mead. on Poisons, Essay 5.
Hales Stat. Exper.

Zweites Hauptstück.

Allgemeine Beurtheilung der Lage der Oerter — Grund von den Beschaffenheiten der Winde.

Die Lage der Oerter, in Rücksicht ihrer gesunden oder schädlichen Beschaffenheiten, obgleich von den Neuern wenig darauf geachtet wird (da die mehresten Menschen bey der Wahl ihrer Wohnungs-Plätze mehr darauf sehen, ob sie für ihre häuslichen Geschäfte und die Verbesserung ihres Wohlstandes, als für ihre Gesundheit oder Stärkung ihrer Leibesbeschaffenheit, angemessen sind) wurde von den Alten, der strengsten Untersuchung und Beobachtung werth gehalten; wie aus den bewunderungswürdigen Regeln erhellet, welche uns einige ihrer größten Schriftsteller hinterlassen haben. Ja sie waren in dergleichen Dingen so sorgfältig, daß sie, wie uns **Vitruv** belehret, die Eingeweide der Thiere, welche an solchen Orten weideten, zu besehen pflegten. Fanden sie sie irgend ungesund oder verdorben, so war dieses für sie ein hinreichender Grund, nicht allein den vorhabenden Anbau aufzugeben, sondern auch dasjenige was schon angefangen war, liegen zu lassen.

Die

Die Alten theilten ihre Lagen (Situations) in Rücksicht der Luft, in solche ein, die den warmen oder kalten Winden ausgesezt waren; und obgleich diese Eintheilung blos auf die Lage der Oerter nach den Punkten des Compaßes, ohne alle Rücksicht auf das Clima Bezug hat, so ist sie doch, da die hierüber gemachten Beobachtungen aus den merkbaren Eigenschaften der Luft, die verschiedene Verhältnisse gegen einander haben, gezogen sind, auf alle Oerter anwendbar, wo eine von diesen Eigenschaften vorzüglich herrschend ist, sie mag nun in Rücksicht der Lage der Oerter nach verschiedenen Punkten des Compaßes, oder der Lage verschiedener Länder in verschiedenen Breiten und Climaten vorgetragen werden, ob sie gleich nicht so allgemein darauf angewandt werden kann.

Zu der erstern Art gehören diejenigen, welche von allen Punkten des Compaßes, zwischen dem Auf- und Niedergang der Sonne im Winter, herkommen; welches die mehresten Punkte von Südost und Südwest sind, besonders aber diejenigen, welche zwischen dem Süd-Ost gen Ost Punkte, und dem Süd-West gen West Punkte des Compaßes liegen, und von den Griechen durch die Namen Ἔυρος, Ἐυρονότος, Νότος, Λιβόνοτος, λίψ; von den Römern aber durch Vulturnus, Phoenicius, Auſter, Auſtro-africus, und Africus unterſchieden wurden; und nach der jetzigen Eintheilung des Compaßes, Süd-Oſt gen Oſt, Süd-Oſt, Süd-Oſt gen Süd, Süd-Süd-Oſt, Süd gen Oſt, Süden, Süd gen Weſt, Süd-Süd-Weſt, Süd-Weſt gen Süd, Süd-Weſt, und Süd-Weſt gen Weſt enthalten. Von dieſen hielt man den Vulturnus für trocken und warm; die übrigen aber für warm und feucht (f).

Von der lezten Art ſind diejenigen, welche von den Punkten des Compaßes, die zwiſchen dem Auf- und Untergang der Sonne im Sommer liegen, herkommen, welches die mehreſten Punkte von Nordoſt und Nordweſt ſind, beſonders aber diejenigen, zwiſchen dem Nord-Oſt gen Nord Punkte, und dem Nord-Weſt gen Weſt Punkte des Compaßes, die von den Griechen durch die Namen: Ἀργέστης, Θρασκίας, Ἀπαρκτίας, Βορέας; von den Römern aber durch Caurus oder Corus, Circius, Ventus ſeptentrionalis, Aquilo, Euro-aquilo unterſchieden werden, da ſie die entgegengeſezten Eigenſchaften der erſtern haben; bey uns heißen ſie

(f) *Plinii* Hiſtor. natur. lib. XI. cap. 47.

sie aber Nord-West gen West, Nord-West, Nord-West gen Nord, Nord-Nord-West, Nord gen West, Norden, Nord gen Ost, Nord-Nord-Ost, und Nord-Ost gen Nord.

Ferner haben sie noch andere Eintheilungen oder vielmehr Benennungen der Winde; wie z. B. die Etesiae, welches Ostwinde waren, die in den Hundstagen wehten (g); die Ornithiae im Februar, welches Nordwinde waren, die von dem Ziehen der Störche und anderer Vögel, so sie begleiteten, den Namen haben; der Favonius im März, der von Südwest blies; wie auch Winde, die besondern Ländern und Oertern eigen waren, als der Sciron bei den Atheniensern, und dergl., deren schädliches Wehen von Nordwest, keinem andern griechischen Staate, beschwerlich fiel. Aber da diese Winde von einigen der oberwähnten nicht im geringsten verschieden sind, als in so fern sie in gewissen Oertern und Jahreszeiten herrschen, so werde ich den Leser mit einer Nachricht von ihnen nicht belästigen.

Die verschiedenen Eigenschaften der Winde, müssen nicht als so viele Veränderungen in der

 Natur

(g) Strabon. Geograph.

Natur der Luft selbst angesehen werden, denn diese ist blos eine dünne, zusammendrückbare und ausdehnbare Flüßigkeit, die sowohl gute als böse Eigenschaften annehmen kann; sondern sie entstehen von den verschiedenen Climaten, Erdstrichen, Wassern und dergleichen Dingen, über welche sie streichen. So hat z. B. der Südwind, welchen wir überhaupt, weil er über den hitzigen Erdgürtel (Zona torrida) und das große Süd-Meer kömmt, für warm und feucht halten, bei denjenigen, die in gleicher Breite auf der andern Seite der Linie wohnen, ganz entgegengesezte Eigenschaften, und ist eben so kalt, wie bei uns der Nordwind. Aus diesem Grunde, ist das erste worauf man in Ansehung der Gesundheit der Lagen in Bezug der Winde nothwendigerweise sehen muß, das Clima, und die Breite der Oerter in Rücksicht der Hitze und Kälte; da Winde, die in einem Clima schädlich sind, in einem andern ganz entgegengesezte Eigenschaften haben können, nach Baptista Porta's Beobachtung, nämlich: daß der Südwind, welcher von den mehresten Alten verdammt wurde, nicht überall ungesund ist (h); und ohne Zweifel werden die Südwinde, was

(h) Joan. Bapt. Port Villae lib. I. cap. 22.

was für Eigenschaften sie auch in warmen Gegenden haben mögen, in Oertern, die mehr gegen Norden liegen, ganz verschiedene, wo nicht entgegengesezte Eigenschaften haben, weil sie durch ein kaltes Clima streichen müssen. Daher können wir auch die verschiedenen Meinungen derjenigen, die über diesen Gegenstand geschrieben haben, größtentheils mit einander vereinigen; denn einige empfehlen eine nördliche (i), andere aber eine südliche Lage (k), und beide können, wenn von verschiedenen Climaten und Umständen die Rede ist, Recht haben, indem die Nordwinde unter dem kalten Erdgürtel schädlicher als die Südwinde sind, und umgekehrt. Hierauf muß man vorzüglich Rücksicht nehmen, da es in diesem Falle unmöglich ist, etwas so unbedingt anzunehmen, das nicht sehr viele Ausnahmen erleiden sollte.

(i) Hippocrat de aeribus, aquis et locis.
Celsus libr. II. cap. I.
Constantini Caesaris Γεωπονικῶν, lib. II. cap. 3.

(k) Bapt. Port. l. c.

(l) Der Herausgeber nimmt sich die Freiheit, über den Gegenstand dieses Hauptstücks noch eine Bemerkung beizufügen, von deren Wahrheit er durch viele Erfahrungen und Beobachtungen, während

 seines

seines Aufenthalts bei der brittischen Armee in ihren verschiedenen Lagern und Winterquartieren in dem letzten Kriege, versichert worden, nämlich: daß solche Oerter, die unmittelbar an der See-Küste liegen, oder mit ihren Grenzen einen großen Strich Landes berühren, das im Jahr verschiedene Monate lang überschwemmt wird, oder nahe an einem von beiden befindlich sind, wegen des Wassers, feuchtere und mit Dünsten beladenere Winde haben, als andere Oerter, nach welcher Weltgegend sie auch liegen mögen. Daher kommt es auch, daß diese Winde häufiger mit Regen begleitet sind, als andere, und folglich an diesen Orten für feuchte Winde gehalten werden, was für Eigenschaften sie auch an andern haben mögen.

Drittes Hauptstück.

Von den Lagen gegen warme Winde, und ihren Würkungen in warmen Climaten — Würkungen einer mäßig trockenen und warmen Luft — Würkungen eines heißen und trockenen Clima's — Würkungen einer heißen und feuchten Lage — Verhütungsregeln.

Die Lagen gegen warme Winde, oder wo die Hitze die herrschende Eigenschaft der Luft war, und besonders solche, die zugleich feucht waren, wurden von den Alten als ungesund verworfen, und dienen dazu, den Körper zu erschlaffen und zu entnerven, und ihn zur Ertragung der Strapazen des Krieges, der Arbeit, und anderer Zufälle des menschlichen Lebens, weniger fähig zu machen. (m) So finden wir, daß die Bewohner kälterer Regio-

(m) *Hippocrat.* loco citat. de Morbis Sacr. XV. Aph. p. 3. A. 5. 17.
Cels. loc. citat.
Plinii Hist. Natur. lib. 2. cap. 17.
Vitruv. lib. 1. cap. 5.
Cardan. de Rerum Varietat. lib. 1. cap. 8.
Tho. Bartholin. Obs. Med. et Philosoph. Vol. 5. Observ. 113. p. 294.
Lemn. de Occult. Nat. Mirac. lib. 30. 3. p. 283.

nen, vorausgesetzt, daß das Clima nicht gar zu kalt ist, in allen Zeitaltern, eine robustere und stärkere Leibesbeschaffenheit, als die Bewohner warmer Weltgegenden gehabt haben, welche unter gleichen Umständen, schwächer und weibischer sind, wie uns die Geschichtschreiber überzeugen. Und in der That ist es eine ausgemachte Eigenschaft einer nicht gar zu großen Hitze, besonders wenn sie mit Feuchtigkeit verbunden ist, daß sie die Fasern des Körpers erschlafft und schwächt, wodurch sie weniger elastisch, und ihre Schwingungen schwach und langsam werden.

Die Wirkungen der Hitze aber, wenn sie nicht mit Feuchtigkeit verbunden ist, sind von den erwähnten sehr verschieden; denn wenn sie mäßig ist, so bringt sie eine leichte und natürliche Verdünnung der Säfte hervor, welche dadurch in der gehörigen Flüssigkeit erhalten werden, um durch die kleinsten Gefäße hindurchgehen, all die nothwendigen Absonderungen unterhalten, eine regelmäßige Ausleerung der Ausdünstungsmaterie hergeben, und folglich, die thierische Haushaltung in einem gesunden Zustande erhalten zu können.

Ist

Ist aber die Wärme einer Lage nicht mehr mäßig, so wird sie schädlich, und weicht im Verhältniß von ihrem gesunden Zustande ab. Denn da das Blut, durch die umgebende Hitze gar zu sehr aufgelöst, und durch einen solchen beständigen **Reiz**, eine gar zu große Menge desselben nach der Oberfläche des Körpers getrieben wird, so verfliegen die feinsten und flüchtigsten Theile in gar zu großem Maaße durch die Ausdünstungsgefäße, und lassen den Rückstand schaaler, gröber, erdigter und geistloser zurück. Daher ist der Puls geschwind und schwach, und die Bewohner matt, und nicht im Stande das Ungemach einer kleinen Leibesübung zu ertragen. Da nun auch das Blut hiedurch, mit stechenden, scharfen, empyrevmatischen Salzen und Oelen, überladen, und die Hitze beständig in die Gefäße eingesogen wird (n), so werden die wässerigten Theile des Bluts verdünstet, und die festen Theile derjenigen Feuchtigkeit beraubt, die zu leichten Schwingungen nothwendig ist; welches nebst den oberwähnten Wirkungen, sie starken Leidenschaften der Seele, und allen denjenigen Krankheiten, die von einer heißen und trockenen Leibesbeschaffenheit abhängen, unterwirft. Zu diesen ge-

(n) *Newton* Optic. Quaest. 22.
Boyle de Ponder. grav.

gehören: ein beständiger Durst, ein schwacher Appetit, Verstopfung des Leibes, eine im Verhältniß der Hitze, dunkle, schwarzbraune, lohfarbene, oder schwarze Gesichtsfarbe; eine dünne und magere, der Wollust ergebene, und allen inflammatorischen Krankheiten unterworfene Leibesbeschaffenheit, mit einer stolzen, eifersüchtigen, neidischen, und rachsüchtigen Gemüthsart.

Wenn wir nun aber unsern Blick auf eine heiße und feuchte Lage wenden, so werden wir den Fall ganz anders finden. Denn die Fasern des Körpers, besonders diejenigen, welche an der Haut liegen und der Hitze am mehrsten ausgesetzt sind, werden, statt gedörrt und ausgetrocknet zu werden, durch ihre Verbindung mit der Feuchtigkeit, schlaff und welk werden. Der Umlauf der Säfte wird matt, die schleimichten und zähen Theile des Bluts in größerm Verhältniß als die übrigen zurükbehalten, und in den haarförmigen Gefäßen, besonders des Unterleibes, sowohl wegen der langsamen Bewegung des Bluts in diesen Theilen, als der Schlaffheit selbst, Verstopfungen erzeugt werden.

Da nun auch die Elasticität der Luft durch die Hitze geschwächt, und dieselbe mit Dünsten überladen

den ist, so wird sie weniger im Stande seyn, die Lungenbläschen auszudehnen, wovon ein schwächerer Umlauf die Folge seyn muß, welcher einestheils von der vermehrten Zähigkeit der zu bewegenden Flüssigkeit, und ihrer Unfähigkeit durch die kleinen Canäle, und feinen Meandergänge des Körpers hindurchgehen zu können, und anderntheils von einem Mangel der Geister um das Herz zusammenzuziehen, und in Bewegung zu setzen, entstehet; da die Menge der kleinen und trennbaren Theilchen abnimmt, wenn die Zahl derjenigen, welche die gröbern und zähern Flüssigkeiten zu bilden erforderlich sind, vermehret wird. Daher müssen also Verstockungen und Stockungen der Säfte erfolgen, welche entweder dadurch, daß sie in besondern Plätzen stocken, den umlaufenden Flüssigkeiten den Weg versperren, und die Verrichtung irgend eines Eingeweides stöhren oder vernichten, und eine lange Reihe daraus entspringender Zufälle hervorbringen; oder dadurch, daß sie in Fäulniß übergehen, und durch die Hitze und Bewegung des Körpers verdünnet, wieder in das Blut eingesogen werden, und solche schädliche Gährungen, als sich in faulen, bösartigen und pestilentialischen Fiebern offenbaren, hervorbringen. Es ist daher nicht im geringsten schwer, die Beobachtungen der Alten

über

über die Bewohner so gelegener Oerter zu erklären, welches die nothwendigen Folgen der eben erwähnten Veränderungen sind, als z. B. ein schwacher Appetit, und eine schwache Verdauung, Stumpfheit der Vermögen, eine gar zu große Vollblütigkeit, Unthätigkeit, Kleinmuth, Blässe des Gesichts, Mattigkeit und dergleichen (o).

Und so wie die natürliche Leibesbeschaffenheit hiedurch verändert wird, so entspringen auch nicht weniger die Krankheiten, welche solche Personen befallen, aus diesem körperlichen Zustande. Zu diesen gehört bey Kindern die Englische Krankheit, Brüche, Zuckungen, Engbrüstigkeit; und bei Aelterern scrophulöse und kröpfigte Geschwülste, Würmer, Bleichsucht, Verstopfungen, Auszehrungen; bei Weibern, häufige Mißfälle, Unfruchtbarkeit, weißer Fluß; bei Erwachsenen, Durchfälle, Ruhren, schleichende und bösartige Fieber, ichoröse Vereiterungen, Cacherien, Auszehrungen, Eiterbrüste; bei alten Personen, Schlafsucht, Lähmungen u. s. w. Diese Krankheiten

(o) *Hippocr.* l. c. et libro de Humoribus p. 8.
Galeni de animi moribus p. 8 et 9.
Plinius loc. citat. l.d.
Verulai ſylva ſylvarum Centur. 4. p. 38.

heiten findet man zwar in allen Lagen, aber in keiner so häufig als in dieser (p).

Ob aber gleich diese Lagen allgemein für weniger gesund, als die entgegen gesezten gehalten werden, so sind sie doch äußerst von einander verschieden, je nachdem sie mehr oder weniger kalten Winden ausgesezt, hoch oder niedrig liegen, oder an große Wälder, Moräste, Sümpfe, Marschländer grenzen und dergleichen, welche entweder durch Verbesserung oder Vermehrung ihrer schädlichen Eigenschaften, ihre Würkungen verhältnißmäßig verderbend machen, oder das Gegentheil.

Aus dem gesagten folgt, daß die wahrscheinlichste Methode, die Ungemächlichkeiten, welche aus

(p) *Hippocrat.* de Aer. et Aph. p. 3. Aph. 16. Epidem. lib. 3.
Galeni Com. in hunc locum et de Temperat. lib. I.
Vitruvii lib. I. cap. 5.
Lemn. p. 283 et 287.
Zacut. Lusitan. Introit. ad Prax. Praecept. 47.
Sanctorii Med. Stat. p. 2. Aphor. 6.
Baglivi Prax. Med. lib. I. cap. 15, p. 3 et 4.
Bellini de Morb. cap. p. 466.
Floyer on the Asthma.

aus der erstern Lage, nämlich einer heißen und trocknen entstehen, zu verhüten, solche Speisen und Getränke sind, welche die groben und zähen Flüßigkeiten zertheilen, kühlen, und den Verlust der feuchten Theile, welche durch eine gar zu starke Ausdünstung verlohren gegangen, wieder herstellen, und die Schärfe der Säfte einwickeln. In der andern solche, die ohne den Körper zu erhitzen und zu entzünden, die zähen Säfte mäßig verdünnen und auflösen, und den geschwächten Ton der festen Theile stärken; eine mäßige Leibesübung, in einer kalten und trockenen Luft, kaltes Baden, und dergleichen.

Viertes Hauptstück.

Von den Lagen gegen kalte Winde und in kalten Climaten — Verhütung der Krankheiten, die daraus entspringen — Würkungen einer kalten und feuchten Lage — Verhütungsregeln. —

Die lagen gegen kalte und trockene Winde, und besonders wo die leztern wehen, sind, ob sie gleich von den Alten allgemein für gesünder als die erstern gehalten werden, da sie trockener und zusammenziehender sind, und die Stärke der Fasern hiedurch vermehren, doch mit manchen Ungemächlichkeiten verbunden, die von dem entgegengesezten Extrem entstehen. Es ist eine bekannte Eigenschaft der Kälte, daß sie die thierischen Fasern zusammenzieht und steif macht, die Flüssigkeiten verdichtet und geliefert, besonders diejenigen, welche aus öligten und zähen Theilen bestehen, und sie durch die feinen haarförmigen Gefäße hindurch zu gehen, weniger geschikt macht. In sehr kalten Climaten muß also eine große Steifigkeit und Zusammenziehung der thierischen Fasern entstehen, welche, da sie sie zu jenen leichten und natürlichen Ausdehnungen, welche, um die thierische Haushaltung in ihrem natürlichen und gesunden Zustande zu erhalten, erforderlich sind, weniger fähig macht, ihren Widerstand, welchen sie den umlaufenden Flüssigkeiten leisten, außerordentlicher vermehren, die Höhlen der Gefäße vermindern, und sie dadurch Entzündungen, Verstopfungen, dem Reißen der haarförmigen Schlagadern, Blutflüssen und dergleichen unterwerfen muß. Ueberdem wird die Luft, da sie durch die Kälte verdichtet und in einen geringern Raum gebracht worden, wenn sie durch das Athemholen in die Lungen kömmt, durch die Wärme der Ortes stärker ausgedehnt werden, und sehr leicht ein Reißen der zarten Lungengefäße veranlassen; oder zum wenigsten, die Blutgefäße so zusammendrücken und pressen, daß das Blut weit schwerer und gehinderter durch dieselben fließen muß, woraus Verstopfungen, Entzündungen, und dergleichen entstehen, und besonders wenn die große Zusammenziehung der Lungenfasern, durch die unmittelbare Berührung der kalten Luft noch hinzukommt, welche, da sie die Höhlen der Gefäße zu gleicher Zeit ausdehnt, den beschwerlichen Durchgang des Bluts beträchtlich vermehren muß, welches sie manchmal bis zu einem solchen Grade gethan hat, daß Personen schwindelicht geworden, und in Ohnmachten gefallen

sind

sind (q). Aber nicht allein die festen Theile, sondern auch die flüssigen, werden von einer gar zu kalten und durchdringenden Luft angegriffen; besonders das Blut, welches, da es ihren Wirkungen in seinem Durchgange durch die Lungen unmittelbar ausgesetzt ist, dichter und durch jene feinen Canäle hindurch zu gehen, ungeschickter gemacht, und hiedurch in den haarförmigen Gefäßen zu stocken fähiger wird, so, daß er zur Hervorbringung der vorher erwähnten Wirkungen nicht wenig beiträgt. Denn es ist allgemein bekannt, wie sehr das Blut, wenn es kalt wird, sich verdichtet und gerinnet; wie würksam die Kälte die Ausdehnung des Bluts bey Tollen vermindert, und was sie für ein trefliches Mittel ist, um gar zu übermäßige Blutflüsse zu stillen. Was aber den stärksten Beweis abgiebt, ist die Entzündung und der Brand, wovon in den nördlichen Climaten, Personen, die lange einer starken Kälte ausgesezt gewesen, befallen werden.

Daß dieses der Fall bei den Bewohnern so gelegener Oerter ist, erhellet aus den Beobachtungen

(q) Fabric. Hildan. Observ. Chirurg. Cent. V. obs. 34.

gen der Aezte, und besonders des **Hippocrates** (r). Alles zeigt bei ihnen eine große Spannung und Steifigkeit der Fasern an, wie z. B. das rauhe, feurige und cholerische Temperament, die Stärke und Thätigkeit des Körpers, das leichte Ertragen großer Strapazen, eine sehr starke Eßlust, eine starke Verdauung und dergleichen (s). Ferner beweiset dieses auch nicht allein die allgemeine Anlage und Leibesbeschaffenheit dieser Völker, sondern auch die Krankheiten, zu welchen sie besonders geneigt sind, wohin z. E. hitzige Fieber, Rippenfell- und Lungenentzündungen, Eiterungen und Geschwüre der Brust und Lungen gehören; ferner Strangurien, Hals- und Augenentzündungen, Fall-Suchten, starkes Nasenbluten bey jungen Personen während der Sommermonate, Unfruchtbarkeit ihrer Weiber, nicht wie bey den erstern, wegen der Schlaffheit der Fasern, und der cachektischen Beschaffenheit des Körpers, sondern wegen der

(r) De Aer. Aqu. et Loc.

(s) *Hippocrat.* loc. citat.

Galen. de Temperamentis, l. 2, p. 12. et lib quod animi mores corporis temperaturas sequuntur, p. 89.

Sanctorius Med. Stat. p. 2. Aph. 1, 7.

der Steifigkeit und öftern Unterdrückung der monatlichen Reinigung (t).

Hippocrates glaubt, daß die Menschen, der Ungemächlichkeiten die aus diesen Lagen entstehen, ohnerachtet, zu einem hohen Alter gelangen, welches, im Allgemeinen betrachtet, nicht unwahrscheinlich ist. Denn sie haben einen stärkern und robustern Körperbau und Leibesbeschaffenheit, und leben aus diesem Grunde, wenn sie den oben angeführten hitzigen Krankheiten, die meistentheils der Jugend oder dem Mittelalter eigen sind, entgehen, wahrscheinlicherweise weit länger; sondern eben derselbe große Schriftsteller hat auch beobachtet, und die allgemeine Erfahrung der Aerzte bestätigt es, daß magere Personen [und solche findet man gemeiniglich in diesen Lagen (u)] überhaupt länger leben, als diejenigen, welche eine dicke, fette, und phlegmatische Leibesbeschaffenheit haben (w), und die man meistentheils in einer feuchten und neblichten Luft findet. Und ich glaube,

(t) *Hippocrat.* de Aer. Aq. et Loc., Lib. de Humorib. VIII. de Morb. Sacr. XV. Aphor. Sect. III. Aph. 5, 7, 17.

(u) Loc. citat.

(w) Aphor. Sect. III. Aph. 44.

die allgemeinen Nachrichten, von einem hohen Alter werden dieses sehr bestätigen, daß die Bewohner einer kalten, trockenen und klaren Luft, wenn alle übrigen Umstände gleich sind, zu einem höhern Ziele des Lebens gelangen, als diejenigen, die in einer feuchten und neblichten leben, sie mag nun warm oder kalt seyn (x). Auch ist es nicht weniger wahrscheinlich, obgleich **Aristoteles** das Gegentheil behauptet (y): daß die Bewohner der nördlichen und kalten Länder zu einem höhern Alter als die Bewohner der heißen und hitzigen Climate gelangen. **Johann Leo** benachrichtigt uns, daß die Neger sehr kurz leben (z); und **Archigenes** und **Crescentiensis** versichern, daß sie dreißig Jahre alt werden (a); und es ist auch nicht unwahrscheinlich, daß durch die brennende Hitze in diesem Clima, durch die Verdünstung der dünnern und nütz-

(x) Philosoph. Transactions. No. 44. p. 886. No. 221. p. 266 et 267. No. 228. p. 543. No. 160. p. 597. No. 261. p. 502. Ld.
Bacon's History of Life and death.
Plot's Hist. of Oxfordshire, cap. II. p. 1, 2, 3. of Straffordshire cap. VIII. a Sect. 91. ad 107.

(y) Lib. de Long. et brevitat. vitae.

(z) Description of Africa Book I.

(a) Petri Crescentiensis de Agricultur. lib. I, cap. 5.

nützlichern Säfte, die Verdickung des Ueberbleibsels, und die Austrocknung der festen Theile, der Körper eher erschöpft, und ein früheres Alter herbeigeführt wird.

Die besten Mittel zur Verhütung der Uebel, welche diese Lagen mit sich führen, und welche, wie wir bereits gezeigt haben, von einer gar zu großen Steifigkeit und Zusammenziehung der festen Theile, und Verdichtung der Flüßigkeiten entstehen, müssen solche seyn, welche die gar zu steifen und unbiegsamen Fasern zu erschlaffen, und biegsam zu machen, und die verdichteten und geronnenen Flüssigkeiten aufzulösen im Stande sind, wohin alle mäßig verdünnenden und erschlaffenden Speisen und Getränke, besonders wenn sie warm genossen werden, und oft wiederholte warme Bäder gehören, wenn man nur dafür sorgt, daß die Mündungen der Ausdünstungsgefäße allmählig verschlossen werden, so daß man den Ungemächlichkeiten entgeht, die von dem plötzlichen Anwehen einer kalten Luft entstehen, und die Ausdünstung mit einmal unterdrücken könnten; ein Schaden — der nicht größer seyn kann.

Wenn wir nun annehmen, daß die Luft nicht blos kalt, sondern auch zugleich feucht ist, so können wir die schädlichen Eigenschaften einer Lage von dieser Art, in welcher die Würkungen von beiden zur Hervorbringung der hartnäckigsten Krankheiten, welche das Menschengeschlecht befallen, sich mit einander vereinigen, leicht einsehen. Denn da die Luft nicht blos, wie in dem vorhergehenden Falle, kalt ist, und dieserwegen auf das Blut, in seinem Durchgange durch die Lungen eine üble Würkung haben muß, sondern auch noch mit Dünsten überladen ist, so wird sie ihre Elasticität so sehr verlieren, daß sie dieselben nicht hinlänglich ausdehnen, und die Blutkügelchen so zertheilen kann, daß sie zum Umlauf geschickt werden. Daher einige von seinen zähesten Theilen, die in den Gefäßen der Lunge selbst zurückbleiben, dieselben verstopfen, und Husten, schleimigte und engbrüstige Krankheiten, hervorbringen werden.

Die gar zu große Langsamkeit des Pulses von der Kälte, und die Verminderung der Elasticität der Fasern von der gar zu vielen Feuchtigkeit, geben eine nicht geringe Gelegenheit zur Bildung der zähern Flüßigkeiten, und besonders in denjenigen Theilen des Körpers, die wenig Elasticität haben,

und

und in welchen die Stärke des Blutumlaufes durch die zahlreichen Vertheilungen der Schlagadern sehr vermindert ist, welches beides in den Gefäßen des Gekröses statt findet; daher nothwenigerweise üble Verdauung, Blähungen, hypochondrische Beschwerden, Verstopfungen der Leber und Milz, Gelb- Bauch- und Haut-Wassersuchten, Trommelsuchten, eine cachektische und scorbutische Leibesbeschaffenheit, scrophulöse und kröpfige Geschwülste und dergleichen erfolgen.

Ferner, da auch die Nervenflüßigkeit in geringerer Menge abgesondert wird, und zu den Endzwecken des Lebens wenig tüchtig ist, so müssen die Bewohner dieser Oerter von Natur träge, dumm und unthätig, dem Schwindel, der Schlafsucht, den Lähmungen, und allen denjenigen Krankheiten unterworfen seyn, die von einer Erschlaffung der Nerven, und einer Unfähigkeit der Nervenfeuchtigkeit ihre natürlichen Verrichtungen zu vollführen, abhängen. Hiezu kommt noch der Verlust der Elasticität in den festen Theilen selbst, wegen der feuchten Beschaffenheit der Luft, durch deren beständige Berührung sie gar zu biegsam gemacht und ihre Schwingungen geschwächt werden. Endlich da auch die Ausdünstung nicht so frei als in einer klarerern Luft von Statten geht, so werden die Gefäße, besonders des Unterleibs, von den wässerigten und zähen Säften gar zu sehr ausgedehnt, und daher sind die Einwohner dickbäuchigt, träge, fett, phlegmatisch und dumm.

Die beste Methode, um die Ungemächlichkeiten, die aus einer solchen Lage entspringen, zu verhüten, bestehet in mäßig austrocknenden und zertheilenden Speisen und Getränken, viel Bewegung, Reiben, Schwitzen in einer Badstube, und dergleichen.

Fünftes Hauptstück.

Von einer östlichen Lage.

Ausser den vorhergehenden allgemeinen Arten der Lagen, hatten die Alten noch zwei andere, die, ob sie sie gleich gemeiniglich auf die Luft anwandten, doch eigentlich auf die Lage eines Ortes in Rücksicht der Sonne, und ihren Auf- und Untergang daselbst Bezug hatten. Die Lagen, von denen hier die Rede ist, sind erstens solche, die nach denjenigen Punkten des Compaßes liegen, welche zwischen dem Aufgange der Sonne im Sommer und Winter befindlich sind, nämlich diejenigen zwischen dem Aquilo und Vulturnus, oder diejenigen zwischen dem Nord-Ost gen Nord und dem Süd-Ost gen Ost Punkte liegen, und von den Griechen durch die Namen Καικίας, Ἀπηλιώτης, von den Lateinern durch die Benennungen Caccia, und Subsolanus unterschieden werden; nach unserer gegenwärtigen Eintheilung des Compaßes aber, den Nord-Ost, Nord-Ost gen Ost, Ost-Nord-Ost, Ost gen Nord, Ost, Ost gen Süd, und Ost-Süd-Ost Punkt enthalten. Zweitens diejenigen,

gen, welche zwischen dem Untergang der Sonne im Sommer und Winter, nämlich zwischen dem Africus und Corus liegen, und West-Süd-West, West gen Süd, West, West gen Nord, und West-Nord-West enthalten.

Von diesen wurde die östliche Lage von den Alten beständig für die gesündeste gehalten, und ihr der Vorzug nicht allein vor der entgegengesezten, sondern auch gleichfalls vor den vier zulezt beschriebenen, sowohl den heißen als kalten, gegeben. Hiebei ist aber zu bemerken, daß diese Beobachtungen von den Bewohnern warmer Climate gemacht wurden, und folglich auf die Bewohner der kältern nicht so genau passen, die sich verhältnißmäßig mehr nach Süden nähern, als das Clima erfordert, nach dem Bericht eines der größten Architekten, welche dieses Zeitalter hervorgebracht hat (b). Die Vortheile, welche aus einer solchen Lage entspringen, sind: eine frühere Zerstreuung der Thaue und Dünste, die durch die Kälte der vorhergegangenen Nacht verdichtet worden, bei der Annäherung der Morgensonne, welche durch längeres Stehenbleiben die Elasticität der Luft ge-

(b) Andr. Pallad. Architect. lib. II.

geschwächt, und sie zum Athemholen weniger tüchtig gemacht haben würden; und nicht allein dieses, sondern auch die unmerkliche Ausdünstung, welche des Morgens am freiesten und leichtesten vor sich gehen muß, würde durch die Dünste und verdichteten Ausdampfungen, welche die Bewegung der Hauptfasern schwächen, und die Mündungen der Gefäße verstopfen würden, einigermaßen unterdrückt werden; welche beide Ungemächlichkeiten, durch diese Arten der Lage, aus den bereits erwähnten Gründen verhütet werden. Dieses gilt nicht blos in Rücksicht der Lagen der Gebäude, sondern selbst der Pflanzen, deren Früchte und Blüthen in solchen Lagen, wo die Morgenthaue am geschwindesten zerstreut werden, am schönsten und frühzeitigsten sind.

Ein anderer, und gewiß nicht geringerer Vortheil, ist die gleichmäßige Temperatur der Luft, in Rücksicht der Hitze und Kälte; deren Uebermaaß, in so fern das Clima es zuläßt oder erfodert, durch eine Lage dieser Art am besten vermieden, und das Uebel, so entweder von dem Wehen eines heißen und schädlichen Südwindes in heißen Climaten, und dem empfindlichen Blasen kalter Winde, größtentheils verhütet oder weniger schädlich gemacht wird.

wird. Hippocrates (c) merkt von den Bewohnern dieser Plätze an, daß sie gemeiniglich eine gute Leibesbeschaffenheit, ein munteres Aussehen, eine helle Stimme, und einen schnell einsehenden Verstand haben, und daß die wenigen Krankheiten, denen sie unterworfen sind, kurz und leicht zu heilen sind; davon einiges auch Galen (d) angeführt hat.

Eben dieser große Schriftsteller, wie mehrere der Alten, vergleicht eine Lage von dieser Art, ihrer Heilsamkeit wegen, mit dem Frühlinge, und den heilsamen Eigenschaften, die er vorzugsweise vor allen andern Jahreszeiten hat, und gewiß nicht ohne Grund, da die Morgensonne, die kalten und feuchten Dünste zerstreuet, die Kälte der Luft verbessert, eine freie und leichte Aussonderung der Ausdünstungsmaterie verschaft, und dadurch die Geister erheitert, und die ganze thierische Haushaltung erleichtert, eben so wie die herannahende Wärme der Frühlingssonne die geronnene Säfte auflöst und verdünnet, die durch die Winterkälte verschlossenen Schweißlöcher der Pflanzen und Thiere

(c) Lib. de Aer. Aq. et Loc.

(d) Lib. quod animi mores corporis temperaturas sequuntur p. 8 et 9.

Thiere eröfnet, und der ganzen Thier- und Pflanzenwelt neues Leben und neue Stärke giebt. Und meiner Meinung nach, ist dieses auch die Ursache, daß sowohl aus diesem Grunde als zur Verhütung der Dünste und Feuchtigkeit, **Vitruv** allen Gelehrten eine solche Lage empfiehlt, da nichts so sehr als eine regelmäßige und freie Ausdünstung, zu einer ruhigen, frohen, und heitern Gemüthsart beiträgt.

Ohnerachtet aber diese Lage, weil sie der Morgensonne ausgesezt ist, der bereits angeführten Gründe wegen, vor allen andern den Vorzug hat, so müssen wir doch hierin durch das Clima und die Breite des Ortes geleitet werden, der sich den warmen oder kalten Winden nähert oder sich von ihnen entfernet, im Verhältniß zu der Wärme oder Kälte des Landes. Hiemit stimmen die Vorschriften des **Plinius** überein, der in heißen, eingeschlossenen und schwülen Ländern, eine nördlichen Lage, und denjenigen, die ein gemäßigtes Clima bewohnen, eine östliche Lage empfiehlt, nämlich: Spectare in aestuosis locis septentrionem debet, meridiem in frigidis, in temperatis exortum aequinoctialem (f).

Wenn

(e) de Archiiect. lib. VI. cap. 7.

(f) Plinii Hist. Natur. lib. XVIII. cap 6.

Wenn wir daher die Breite dieses Landes in Rücksicht **Griechenlands** oder **Italiens**, wo die besten Beobachtungen über die Lagen gemacht worden sind, betrachten, so ergiebt es sich, daß es gut seyn muß, sich mehr gegen Süden zu nähern, dessen Eigenschaften, wie sie auch in heißen, schwülen Ländern beschaffen seyn mögen, hier weit milder und gesunder sind. Dieses stimmt auch mit der Meinung des **Palladio** überein, der da haben wollte, daß die Fronte von allen Gebäuden nach Süden gekehrt seyn sollte, damit sie im Winter von der Morgensonne beschienen würden, aber zugleich etwas von dem Winter-Abend weggelehnt wären, um die Sommerhitze desto besser zu vermeiden; seine Worte sind: Totius fabricae tractus unius lateris longitudine in quo frons erit meridianam partem respiciat, in primo angulo excipiens ortum solis hyberni, et paululum ab occidente avertatur hyemali; ita proveniet ut per hyemem sole illustretur, et calores ejus aestate non sentiat (g).

(g) Rut. Pallad. de rustica cap. VIII. de aedificio.

Sech-

Sechstes Hauptstück.

Von einer westlichen Lage — Wie ihre Würkungen am besten verhütet werden können.

So wie die vorhergehende lage von den mehresten Schriftstellern für die gesundeste und angenehmste gehalten worden, so hat man der ihr entgegengesezten, nämlich derjenigen, die zwischen dem Untergang der Sonne im Winter und Sommer liegt, davon ich die besondern Punkte des Compaßes bereits angegeben habe, ganz entgegengesezte Eigenschaften zugeschrieben. Denn in einer solchen lage ist es eine nothwendige Ereigniß, daß die Strahlen der aufgehenden Sonne später zum Vorschein kommen, und die, durch die Kälte der vorhergehenden Nacht verdichteten Thaue und Dünste, welche früher zerstreut werden sollten, länger in der luft schweben. Diese verbunden, mit der durch die Abwesenheit der Sonne verursachten Kälte, müßsen die Fasern nothwendigerweise zusammenziehen, die Flüßigkeiten verdicken, die Hautöfnungen verstopfen, und die gehörige Ausleerung der Ausdünstungsmaterie hindern. Die große Menge derselben, welche zurückbleibt, wird durch ihren Widerstand gegen die umlaufenden Flüßigkeiten, und ihren Druck gegen die Wände der Gefäße, dieselben nach und nach widernatürlich ausdehnen, und da die Stärke und Häufigkeit ihrer Schwingungen hiedurch vermindert wird, so muß auch die Geschwindigkeit und Stärke der umlaufenden Flüßigkeiten vermindert werden, so, daß da sie weit langsamer in die Lungen zurückkehren, sie weniger zertheilet und verdünnet, und dadurch nothwendigerweise zäher, und die flüßigen Absonderungen zu unterhalten, unfähig werden müssen. Da nun auch die Menge der thierischen Geister abnimmt, so muß sich das Herz langsamer und schwächer zusammenziehen, die Gewalt der umlaufenden Flüßigkeit vermindert, und die ganze Masse zäher, und geschickt werden, solche Verdickungen zu bilden, die mit einem gesunden Zustande nicht bestehen können, sondern die Verrichtungen einiger Eingeweide stöhren, oder vernichten, oder die dünnern Flüßigkeiten, durch Verstopfung ihrer Wege, entweder die Wände der zärtern und dünnern Gefäße zu zerfressen, und durch dieselben hindurchzudringen, oder durch Ausdehnung der Poren über ihre gewöhnliche Weite, neue und widernatürliche Wege zu suchen, zwingen. Die Partikelchen der Kälte werden also, da sie in die Gefäße selbst hineindringen,

gen, die thierischen Säfte geliefert, ihre Zähigkeit vermehren, den Umlauf der Flüßigkeiten langsamer machen, und die oberwähnten Würkungen sehr befördern.

Hieraus lassen sich die Ungemächlichkeiten, welche eine kalte, feuchte und neblichte Luft begleiten, leicht erklären; wohin Unempfindlichkeit und Stupidität, Rheumatismen, Husten, Flüsse, Heiserkeit, Blässe des Gesichts und Mattigkeit, Verlust des Appetits, Unthätigkeit, eine cachektische und scorbutische Beschaffenheit des Körpers, scrophulöse und kröpfigte Geschwülste, Wechselfieber, besonders viertägige, schleichende Fieber, Gelb- und Wassersuchten, Engbrüstigkeit, Verstopfungen, Auszehrungen, und dergleichen gehören (h).

Ausser den hier erwähnten Ungemächlichkeiten, die von der Kälte und Feuchtigkeit der Morgen-

(h) *Hippocrat.* de Aer. Aqu. et loc.
Lemn. loc. citat.
Vitruv. loc. citat.
Sanctorii medic. ſtatic. p. 2. Aphor. 60.
Sydenham. de Febribus intermittentibus.
Wainwright's Nonnaturals p. 69.
Floyer on the Aſthma.

genluft abhängen, giebt es noch andere, die von ihrer plötzlichen Veränderung entstehen, welche von dem Aufgang der Sonne verursacht wird, die nothwendigerweise, einen Theil ihres Laufs zurückgelegt haben muß, ehe sie dieselbe mit ihren Strahlen besucht. Dieser plötzliche und große Grad der Hitze verbunden mit der Feuchtigkeit der Luft, wird sie, ausser den bereits erwähnten Krankheiten, noch denjenigen, die einer heißen und feuchten Luft eigen sind, unterwerfen, besonders faulen, bösartigen und pestilentialischen Fiebern, Bauchflüssen, Ruhren, und dergleichen, welche im Sommer am gewöhnlichsten sind (i). Und kurz, sie werden, der Regel des **Palladio** (k) gerade entgegengesezt, der stärkenden Wärme der Wintersonne beraubt, und der schwülsten, brennendsten Hitze in den Sommermonaten ausgesezt werden, deren entgegengesezte Eigenschaften, nothwendigerweise viele und gefährliche Krankheiten, erzeugen müssen.

So

(i) *Hippocrat.* loc. citat. Epidem. I. p. 2.
Galeni Commentar. in hunc locum.
Celsus loc. citat.

(k) *Rut. Pallad.* de re rustica loc. citat.

So wie die erstere Lage von den Alten mit dem Frühlinge verglichen wurde, so wurde es diese mit dem Herbste, welcher gemeiniglich kalt, feucht, und veränderlich ist, die Säfte sowohl der Pflanzen als Thiere verdicket, die erstern beynahe gänzlich entblättert, und für die leztern der beständige Vorläufer zahlloser Krankheiten und Unpäßlichkeiten ist. Es ist daher kein Wunder, daß die Aerzte beobachtet haben, daß diejenigen Krankheiten, welche Folgen von dieser Lage sind, gleichfals im Herbste herrschen; da beide kalt, feucht, und unbeständig sind.

Die besten Mittel, um die, aus einer solchen Lage entspringenden Uebel, zu verhüten, sind: Speisen und Getränke, welche die zähen Concretionen auflösen, den Ton der festen Theile erhalten, und eine regelmäßige und ununterbrochene Ausdünstung befördern; häufige und starke Bewegung, kaltes Baden, der Gebrauch der Fleisch-Bürste, und dergleichen.

Was von diesen sechs Arten der Lagen in Rücksicht der Temperatur der Luft, der Winde, und ihrer Eigenschaften, mit Ausschließung der Veränderungen, welche von den benachbarten Ländern entstehen, gesagt worden, kann so leicht, zum wenigsten in so fern es nothwendig ist, auf alle besondere und dazwischenliegende Punkte des Compaßes angewandt werden, je nachdem sie von dem Ende einer jeden Abtheilung mehr oder weniger entfernt sind; daß ich den Leser blos ermüden würde, wenn ich sie abhandeln, und besonders die unendliche Mannigfaltigkeit der Lagen, in Rücksicht der Natur und Lage des angrenzenden Landes, das an verschiedenen Seiten hügelicht, felsicht, waldicht, offen, tief, wässericht, und dergleichen ist, betrachten wollte. Es ist daher sehr leicht möglich, daß diejenigen Theile, welche den allgemeinen Beschaffenheiten der Winde gemäß, gegen trockene Winde liegen, deswegen, weil sie auf dieser Seite, an Sümpfe, Moräste, Teiche, Seen ꝛc. grenzen, Winde haben, deren Eigenschaften wo nicht entgegengesezt, doch verschieden von denjenigen der benachbarten Länder sind, deren Lagen von diesen in dieser Hinsicht sehr verschieden sind. Ich werde also in dem folgenden Hauptstücke die Natur und Würkungen der Lagen in Rücksicht der Eigenschaften und Lage des benachbarten Landes, dem Rathe des **Crescentiensis** gemäß, betrachten; nämlich: Qui loca eligit habitabilia, cognoscere debet quomodo ejus existit dispositio

ſitio ſecundum altitudinem et profunditatem, diſcooperturam et cooperturam — et ſi ſit ventis expoſita, aut in terra profunda (1), d. i. Wer ſich einen Wohnplatz wählt, muß erſt ſeine Lage, ob ſie hoch oder niedrig, offen oder verſchloſſen, den Winden ausgeſezt oder vor denſelben verwahrt iſt, unterſuchen.

(1) *Petr. Creſcentienſ.* de agricultura lib. I. cap. 5.

Siebentes Hauptstück.

Von den Lagen in Rücksicht des angrenzenden Landes — Von Inseln und dem festen Lande — Von den Lagen an den Seeküsten.

Die Lagen der Oerter sind in Rücksicht der Eigenschaften des Bodens und des benachbarten Landes verschieden; **erstens**, in so fern eine Insel oder ein Theil des festen Landes, von Seen, Teichen, Flüssen u. dergl., weiter oder näher entfernt liegt; **zweitens**: in so fern sie hoch, niedrig, flach, tief, offen, waldigt sind; **drittens** in Rücksicht der Natur und der Eigenschaften des Bodens, ob er trocken, feucht, sandigt, thonartig, mergelartig, steinigt, sumpfig, morastig, marschigt, ist, einen Mangel oder Ueberfluß an Metallen, Mineralien, Grotten, feuerspeienden Bergen, Quellen, Seen, Flüssen ꝛc. ꝛc. hat.

Der Unterschied der Luft in Oertern die auf Inseln, von denjenigen die tief im festen Lande liegen, ist blos die größere Feuchtigkeit der erstern, die durch die, aus der angrenzenden See aufgestiegenen Dünsten entstehet. Wenn diese entweder in

der

der Gestalt, in welcher sie ausgedampft worden, durch die Winde in die benachbarten Theile getrieben werden, so vermindern sie die Elasticität der Luft, und machen sie zu den nothwendigen Geschäften des menschlichen Lebens untauglich; oder wenn sie höher in die Luft steigen, so gehen sie in Gestalt der Wolken in ein anderes Land über, und wenn diese durch Hügel, Felsen, Berge oder andere dergleichen Dinge aufgehalten werden, so fallen sie als ein Regen in das benachbarte Land nieder; ein grosser Theil davon der wieder verdünstet, und durch die Sonnenstrahlen in die Luft erhoben wird, muß ihre Elasticität vermindern, und ihre Feuchtigkeit vermehren. Daß die Luft aus diesem Grunde äusserst verschieden seyn muß, erhellet aus den Versuchen, und der Berechnung der durch die Sonne ausgedampften Dünste, welche der sinnreiche Dr. Halley in den Philosophischen Transactionen bekannt gemacht hat (m).

Ferner ist es allgemein bekannt, daß die Fröste auf Inseln, wenn sie auch mit den innern Theilen eines festen Landes in gleicher Breite liegen, immer weniger strenge sind, und der Schnee weniger häufig und

(m) No. 189. p. 368.

und von kürzerer Dauer ist, welches beides blos von der größern Feuchtigkeit der Luft entstehet, die während dem Winter in dem einen Lande gemeiniglich trocken, klar und frostig, in dem andern aber feucht, nebelicht, und mit Dünsten beladen ist. Dieses erhellet auch aus dem geschwinden Schmelzen des Schnees an den Seeküsten, wo also auch die Fröste weniger strenge und scharf, als in den innern Theilen eben desselben Landes sind. Hiemit stimmt die Beobachtung des **Strabo** über unsere Insel überein, welche nach seiner Behauptung mehr Regen als Schnee hat (n), welches von keiner andern Ursache, als der größern Feuchtigkeit und geringern Kälte der Luft herrühren kann. Auch **Julius Cäsar** äußert diese Meinung, wenn er die Luft dieses Landes mit der in Frankreich vergleicht, und sagt, daß die Fröste weit gelinder sind (o); womit auch **Tacitus** übereinkömmt, wenn er die Luft wegen den häufigen Wolken und Regen, als feucht und nebelicht tadelt (p).

Daß die Luft in Inseln feuchter aber nicht so kalt als in festen Ländern ist, die mit ihnen in gleicher

(n) *Strabon.* Geograph. lib. IV.

(o) *Julius Caesaris* Comment. lib. V. de bello gallice.

(p) Tacit. de Agric. cap. XII.

cher Breite liegen, und in jedem andern Betracht vollkommen gleich sind, wird ferner durch sehr viele Beispiele und Beobachtungen der berühmtesten alten und neuern Schriftsteller (q) bestätigt, welche davon eben dieselben Gründe angeben, die ich vorgetragen habe.

Da nun also der Unterschied der Luft auf Inseln, von der auf dem festen Lande, vorzüglich in ihrer Feuchtigkeit, und Ueberladung mit Dünsten bestehet; so müssen die Bewohner der erstern denjenigen Krankheiten unterworfen seyn, die einer feuchten und neblichten Luft eigen sind, sie mag nun warm oder kalt seyn, im Verhältniß zu der Wärme oder Kälte des Clima's, der Breite der Oerter, und dergleichen; und da ich diese Krankheiten schon bereits angeführt habe, so werde ich den Leser mit einer Wiederholung derselben nicht belästigen.

Was

(q) *Hippocrat.* de diaet. lib. II et III. 6.
Cels. lib. II. cap, 1.
Antyllus de differentia aeris secundum locos in Joan. Stobaei de Sanitate 99.
Bacon's Nat. Hist. Cent. IV. 383.
Camden's Brittannia pag. 2. 3.
Bartholini Act. Med. vol. V. obs. 113.
De aere Hauniensi, p. 299.

Was von den Inseln in Rücksicht des festen Landes gesagt worden, kann auch meistentheils auf solche Oerter, die an den Seeküsten liegen, in Rücksicht derjenigen, die tiefer im Lande liegen, es mag nun eine Insel oder würklich festes Land seyn, angewandt werden, blos mit dem Unterschiede, daß die Salztheilchen, welche durch die Stärke und das Schlagen der Wellen, und die Heftigkeit der Winde, in die Luft erhoben worden, und in derselben schweben, und eine austrocknende zertheilende Eigenschaft haben, in Plätzen welche dicht am Seeufer liegen, die Feuchtigkeit der Luft sehr verbessern, und ihre Kraft so sehr überwältigen, daß sie die Luft dieser Plätze austrocknend und zusammenziehend machen. Aus diesem Grunde, empfahlen die Alten ihren Kranken, die an wassersüchtigen und ödematosen Geschwülsten, Geschwüren, Flüssen, und dergleichen litten, den Aufenthalt in einer solchen Luft (r).

Das größte Uebel in Oertern, die eine solche Lage haben, ist der Scharbock, dem alle Bewohner der

(r) *Cael. Aurelian.* Morbor. chronic. lib. III. cap. 8. *Stobaei* loc. citat.
Aetii Tetrab. I. Serm. 3. cap. 162.

der Seeküsten unterworfen sind, und welcher einestheils von den in der Luft schwebenden Salz-Theilchen, und anderntheils von den eingesalzenen Speisen entstehet, da die mehresten, welche hier zu wohnen pflegen, Seeleute sind. Es ist ausgemacht, daß das Seesalz die Eigenschaft hat, die Fleischfasern hart zu machen, wodurch sie schwerverdaulicher werden, und einen gröbern und sauern Nahrungssaft geben, der sich mit den natürlichen Säften, die von milderer und sanfterer Beschaffenheit sind, nicht so genau vereinigt. Aus diesem Grunde bringen die festen Theile, welche von den stechenden Salzen gereizt werden, Jucken und Hautausschläge hervor. Ferner, da die Salztheilchen sich mit den zähen Säften vereinigen, sie verdünnen, und scharf und stechend machen; so wird der gröbere und klumpigte Theil des Bluts, der durch seine ungleiche Textur nicht hinreichend zertheilt wird, geschickt, in den haarförmigen Gefäßen zu stocken, und rothe, schwarze, blaue Flecken hervorzubringen; und da der dünnere und schärfere Theil durch seine Schärfe, die Gefäße zerfrißt, so werden sowohl hieraus, als der erstern Ursache wegen, Jucken, Hautausschläge, faules Zahnfleisch, stinkender Athem, rheumatische Schmerzen u. dgl. entstehen.

Noch

Noch weit schädlicher aber sind diejenigen Lagen, welche an solchen Wassern befindlich sind, die entweder beständig, oder doch meistentheils stillstehen und faulen, und daher nicht blos die Luft mit schädlichen Dünsten anfüllen, sondern auch die unmittelbare Ursache fauler, bösartiger, und pestilentialischer Fieber, ja der Pest selbst (s) werden. Diese Würkungen werden nun erstens in Rücksicht des Clima's verschieden seyn, da der Gestank und die Verderbniß der Wasser in heißen Climaten weit größer als in kältern ist; und fürs zweite nach der Lage der Oerter und der Wasser, in Rücksicht der warmen oder kalten Winde; denn die Wärme und Feuchtigkeit der Südwinde, verbunden mit den, aus den Wassern aufsteigenden Dünsten, machen die Bewohner solcher Plätze zu Krankheiten, die von einer warmen und feuchten Luft abhängen, geneigter, so wie diejenigen, die vermöge ihrer Lage, kalten Winden ausgesezt sind, zu den entgegengesezten.

(s) *Diogen. Laert.* lib. VIII. segm. 79.
Boyle of the Saltneſs of the Sea.

Achtes Hauptstück.

Von einer sich mäßig erhebenden Lage — Von der Luft auf den Gipfeln sehr hoher Berge — Von der Luft in Thälern — Von einer Lage in einem ebenen Lande — Von einem hohlen oder concavliegenden Lande — Von der Luft und Pest Aegyptens — Lage und Luft in Groß-Cairo — Von einer offenen Lage — Von einem waldigten Boden.

Die Würkungen, welche von einer hohen oder niedrigen Lage eines Landes entstehen, können auf die größere Klarheit und Kälte der Luft in der erstern, und ihre entgegengesezte Eigenschaften in der leztern, und ihren größern oder geringern Druck auf die Oberfläche unseres Körpers zurückgebracht werden.

Daß die Luft derjenigen Oerter, die auf einem sich mäßig erhebenden Boden liegen, trockener, klarer, und gesunder, und folglich vorzüglicher als die Luft eines niedrigen Theiles des Landes ist, wird, wie ich hoffe, jeder eingestehen; denn die Luft wird in den erstern mehr bewegt, die Dünste werden durch gelinde Winde zerstreut, der Boden ist trockener, und die Wasser, welche in niedrigen län-

ländern gemeiniglich still stehen und faulen, fließen in schnellen und reißenden Strömen ab, welches beides zu einer gesunden Lage, ganz unumgänglich erfodert wird. Eine gar zu hohe Lage aber hat eben so schädliche Folgen, als eine gar zu niedrige, indem die Luft auf den Gipfeln der höchsten Berge, nothwendigerweise ungesund, und zum Athemholen wo nicht mehr, doch eben so untauglich, als in den niedrigsten Thälern ist.

Denn da die Luft in solchen Oertern weit leichter, ausgedehnter und dünner ist, wie aus dem Fallen des Quecksilbers im Barometer (t) erhellet, welches, wie Sir **Isaak Newton** (u) bewiesen hat, im Verhältniß zu der Höhe, bis zu welcher es über die Meeresfläche erhoben wird, geschieht; so wird sie nicht blos, durch ihre gar zu große Leichtigkeit unfähig werden, dem Herzen und den Muskeln des Athemholens das Gleichgewicht zu halten, sondern auch ihre Elasticität, die mit ihrer Dichtigkeit, und dem Drucke der obern Schichten im Verhältniß steht, muß verhältnißmäßig

(t) Philosoph. Transact. No. 299. p. 582. No. 236. pag. 2.

Lock's Letter in Mr. Boyle's History of the air.

mäßig vermindert werden (w). Aus diesem Grunde werden die Lungenbläschen nicht hinlänglich ausgedehnt, die Blutkügelchen weniger zertheilt, und der Durchgang des Bluts durch dieselben weit mehr gehindert; woraus denn beschwerliches Athemholen, Engbrüstigkeit, Verstopfungen und Zerreissungen der Lungengefäße, Blutspeien, Auszehrungen, Eiterbrüste, Rippenfell- und Lungenentzündungen, und dergleichen andere Krankheiten, entstehen.

Daß ein beträchtlicher Grad von Dichtigkeit der Luft, zum Wohlsein eines Thieres erfodert wird, sehen wir ganz augenscheinlich aus den zahlreichen Versuchen des Herrn **Boyle** mit verschiedenen Thieren, die er in einen, mit verdünnter Luft angefüllten (x), oder ganz und gar luftleeren Recipienten, verschlossen hatte; denn die Lungenbläschen der leztern, wurden bei der Zergliederung völlig zusammengefallen und luftleer gefunden, und schwammen auch nicht, wie die Lungen anderer Thiere,

(w) S. das erste Hauptstück.

(x) Pneumatical Experiments, or Philosoph. Transact. No. 63. p. 2036.

Thiere, auf dem Wasser, sondern sanken sogleich zu Boden. Dies erhellet ferner aus demjenigen, was Dr. **Keil** bewiesen hat, nämlich: daß der Druck der Luft auf die Substanz der Lungen, mit ihrer Dichtigkeit im Verhältniß steht (y); welches wenn es mit der Berechnung des Dr. **Halley**, von dem Fallen des Quecksilbers in verschiedenen Höhen, die er in den philosophischen Transactionen (z) bekannt gemacht hat, verglichen wird, so wird daraus folgen: daß der Unterschied des Druckes der Luft auf die Lungen, auf dem Gipfel des **Teneriffa** (vorausgesezt, daß er, wie die besten Nachrichten sagen, drittehalb Meilen hoch ist) von dem Drucke auf der ebenen Oberfläche der Erde, einem Drittheil ihres ganzen Druckes auf dieselben gleich ist; woraus denn folgt: daß eine so äusserst dünne und ausgedehnte Luft, zum Athemholen verhältnißmäßig untauglich seyn muß. Endlich werden wir die Wahrheit davon noch mehr einsehen, wenn wir überlegen, daß schwache, schwindsüchtige, und engbrüstige Personen, schon bei den gewöhnlichen Veränderungen des Barometers, ein beschwer-

(y) Animal Secretion p. 22. et 27.

(z) No. 184. p. 104.

(a) Account of Mount Teneriff, in Mr. Boyle's Hist. of the air.

beschwerliches Athemholen empfinden, dessen größte Veränderung doch nicht mehr als drei Zoll beträgt, und die Veränderung in dem Drucke der Luft sich nur wie zehn zu hundert verhält.

Daß die Luft auf den höchsten Bergen zum Athemholen untauglich ist, erhellet ferner aus den Beobachtungen und Zeugnissen derjenigen, welche es versucht haben, die Gipfel derselben zu besteigen. **Joseph Acosta** berichtet uns, daß als er einen hohen Berg in **Peru** bestieg, sowohl er als seine Gefährten, von einem Blutbrechen befallen wurden, das nicht eher aufhörte, als bis sie in eine dichtere, und zum Athemholen tauglichere Luft, kamen. Auch Herr **Boyle** erzählt uns von verschiedenen, die im Heraufsteigen auf die Gipfel der Berge, von beschwerlichem Athemholen, Brechen, Uebelkeiten, und dergleichen Krankheiten befallen wurden (b), so, daß sie den Gipfel nicht erreichen konnten. Ich glaube nicht nöthig zu haben, der strengen Kälte, und des beinah beständigen Schnees zu erwähnen, die auf den Gipfeln der höchsten Berge gefunden werden, da meiner Meinung nach, sich niemand eine Lage auf den Spitzen der **Alpen**

 oder

(b) Loc. citat. und Account of Mount Teneriff.

oder **Pyreneen** wählen wird; und denn glaube ich auch, ist dasjenige, was über diesen Gegenstand gesagt worden, hinreichend, den Leser zu überzeugen, daß eine gar zu hohe Lage eben so schädlich, als eine gar zu niedrige ist; und daß nicht eine große, sondern mäßige Erhebung über das benachbarte Land, zur Heilsamkeit und Annehmlichkeit der Lage, vorzüglich beiträgt (c).

Varro zwar und **Porta**, empfehlen beide eine hohe und luftige Lage (d); aber da ihre Gründe diese sind, daß die Luft durch Winde, und ein sanftes Wehen derselben bewegt, und am Stocken verhindert wird; so wird ihre Absicht durch eine mäßig hohe Lage vollkommen erfüllt; durch welche sowohl die strenge Kälte und andere Uebel einer gar zu hohen, als die Feuchtigkeit einer gar zu niedrigen Lage, am besten verhindert werden. Dabei sollte man aber vorzüglich, auf die Temperatur des Clima's Rücksicht nehmen; denn eine hohe und luftige Lage hat in sehr heißen und schwülen Ländern, wenn sie nicht übermäßig ist, ihrer Kälte wegen einen Vorzug vor jeder andern, welches aber in kältern Cli-

(c) Andr. Pallad. Architect. lib II. cap. 12.

(d) *M. T. Varron.* de re rustica lib. I. cap. 2. *Joan. Bapt. Port. Villae*, lib. I. cap. 22.

Climaten, des rauhen Wetters wegen, nicht Statt findet. Ich habe, wie ich glaube, es nicht nöthig, die Würkungen einer gar zu kalten Lage, (wie sie auf sehr hohen Bergen, ob gleich nicht bis zu dem Grade, daß sie das Athemholen hindert, seyn muß) anzuführen; da die Leibes- und Gemüthsbeschaffenheit, und die Krankheiten, welche daraus entstehen, mit denen einer kalten Lage, welche ich bereits beschrieben habe, vollkommen übereinstimmen.

Was von der Ausdehnung und Dünnigkeit der Luft auf den Gipfeln der Berge gesagt worden, ist ein hinreichender Beweis, von ihrer Dichtigkeit in den niedrigsten Thälern. Schon Seneca sagt: omnis aer, quo proprior est terris, hoc crassior, quemadmodum in aqua, et in omni humore, faex ima est; ita in aere spissima quaeque desidunt (e), d. i. je näher die Luft der Erde ist, desto dicker ist sie; wie im Wasser und jeder Feuchtigkeit, die Unreinigkeiten am Boden liegen, so befindet sich in der Luft das Dickste zu unterst; doch mit dem einzigen Unterschiede, daß die Thäler nie so tief unter der Meeresfläche, als die Berge über derselben sind, und folglich die Dichtigkeit

(e) Nat. Quaest. lib IV. cap. 10.

der Luft in den niedrigsten Thälern weniger schädlich und ungesund, als ihre Dünnigkeit auf den Gipfeln der höchsten Berge seyn muß. Dieses ist der Grund, warum die Luft in den niedrigsten Thälern, nicht einen gleichen Einfluß auf uns hat, als die auf den Gipfeln der höchsten Berge; obgleich eine dicke und schwere Luft, in dieser Rücksicht auch nicht ohne Ungemächlichkeiten ist, welche in ihrem großen Drucke auf die Lungenbläschen, und der Ausdehnung derselben, bestehen, wodurch ihr zarter Bau in Gefahr geräth, und die Zusammendrückung der Blutgefäße vielleicht so vermehrt wird, daß der Durchgang des Bluts durch dieselben nicht wenig gehindert wird. Dieses empfinden besonders engbrüstige und schwindsüchtige Personen, deren schwache und zarte Lungenfasern, dem vermehrten Drucke, weniger widerstehen, und durch ihre übergroße Ausdehnung allmählig dünner werden, worauf denn ein Zerreissen der Gefäße und eine Schwindsucht erfolget. Da also die Luft in Thälern auf jeder Seite durch die Berge eingeschlossen wird, so müssen sie starken und plötzlichen Windzügen unterworfen seyn, die längst denselben, von einer offenen Seite bis zur andern gehen; welches zur Hervorbringung dieser Würkungen nicht wenig beiträgt.

Die-

Dieses sind aber nicht die einzigen Ungemächlichkeiten, welche aus einer gar zu dicken und schweren Luft entspringen; denn da der Druck auf die Oberfläche des Körpers, von der Schwere der aufliegenden Flüßigkeit vermehrt wird, so muß auch der Widerstand, welcher dem Umlaufe der Flüßigkeiten in der Oberfläche des Körpers entgegen ist, vergrößert werden, und dieselben in größerer Menge nach denjenigen Theilen, wo der kleinste Widerstand ist, hinfließen. Da nun der Druck der Luft auf das Gehirn, durch den Hirnschädel verhindert wird, so muß eine größere Menge Bluts in dasselbe hineingetrieben werden, und es müssen öfters Verstopfungen und Zerreissungen der haarförmigen Schlagadern desselben, wegen ihrer äusserst feinen und zarten Bauart, erfolgen; woraus denn Kopfschmerzen, Schwindel, Schlafsuchten, Lähmungen, Schlagflüsse, und dergleichen Krankheiten entstehen. Von welchen Zufällen besonders diejenigen befallen werden, die einen dicken, fetten, und corpulenten Körper haben, und in Müßiggang und Schwelgerei leben, weil die Gefäße hiedurch mehr angefüllt werden, und das Blut zähe, und in den haarförmigen Gefäßen zu stocken, geschickter wird.

Wenn man nun zu demjenigen, was von der größern Dicke und Schwere der Luft gesagt worden, noch ihre größere Feuchtigkeit hinzudenkt, welche durch die Nebel und Dünste, so von der großen Menge stillstehender Wasser entstehen, die in Thälern und niedrigen Lagen aus Mangel einer hinreichend abhängigen Lage nothwendigerweise vorhanden seyn müssen, verursacht werden; so ist es eine unvermeidliche Folge, daß der Ton der Fasern erschlafft, und die regelmäßige Ausleerung der Ausdünstungsmaterie gehindert wird; daher die Bewohner, ausser den bereits erwähnten Unordnungen, noch einer Menge anderer Krankheiten, die in einer feuchten und wässerigen Lage entstehen, unterworfen sind, als schleichenden und Wechsel-Fiebern, Engbrüstigkeit, Verlust des Appetits, scorbutischen Geschwüren, Cacherien, Wasser- und Gelbsuchten, und dergleichen.

Eine Lage in einem ebenen Lande wird in ihren Eigenschaften äusserst verschieden seyn, je nachdem sie hoch oder niedrig liegt, von verschiedenen Winden durchstrichen werden kann, und dergleichen; wovon die Vor- und Nachtheile bereits angeführt worden. Folgende Uebel sind aber mit ihr unzertrennlich verbunden, nämlich: eine län-

gere

gere Dauer und größere Menge stillstehender Wasser, wodurch die Lage feuchter wird, als wenn sie etwas bergan läge, und folglich den Krankheiten, die einer feuchten Beschaffenheit der Luft, sie mag warm oder kalt seyn, eigen sind, unterworfen seyn; und da ich diese bereits weitläuftig abgehandelt habe, so bitte ich den Leser das Obige nachzulesen.

Was von den Lagen in Thälern gesagt worden, kann auch größtentheils auf ein hohles Land angewandt werden, worunter ich ein solches verstehe, das auf allen Seiten so mit Bergen, Felsen, und dergleichen umgeben ist, daß die Winde nicht frei hindurchstreichen können. Alle solche Oerter müssen nothwendigerweise ungesund seyn, wegen der stillstehenden Wasser, der eingeschlossenen und stockenden Luft, die nicht durch Winde bewegt und erneuert wird, und den in ihr schwebenden schädlichen Dämpfen und Ausdünstungen, welche, da sie nicht zerstreut werden, faul, und der thierischen Haushaltung sehr schädlich werden müssen. Wie viel der Genuß einer frischen Luft zur Gesundheit und dem Wohlbefinden eines Thieres beiträgt, sehen wir aus verschiedenen Versuchen, die Herr **Boyle** mit Thieren angestellt hat, welche er in eine mit Dämpfen und Ausdünstungen (f) angefüllte Luft einschloß, der Taucherglocke, der Ungesundheit der Läger, und dergleichen Dingen; wie auch daraus, daß Thiere, die in eine künstliche (fixe) Luft eingeschlossen werden, ehe als im luftleeren Raume sterben (g). Dieser Ursache wegen, sind sie faulen, bösartigen, und pestilentialischen Fiebern unterworfen, welche, wie aus dem bereits Gesagten erhellet, vorzüglich in heißen Sommern herrschend sind. Dieses sehen wir auch aus des **T. Livius**, Beschreibung der Pest, welche unter dem Consulate des **Valerius Potitus** und **Manlius**, zu **Rom** wüthete (h), dessen Lage einigermaßen von dieser Art, und den warmen und feuchten Winden ausgesezt war (i), besonders die des alten **Roms**, welches viel niedriger als das neuere lag, da die jetzige Stadt auf den Ruinen der vorigen erbaut ist, und nach der Berechnung ohngefähr vierzehn bis funfzehn Fuß höher als das alte liegt (k).

Mei-

(f) Pneumatical Experiments.

(g) Account of Animals in artificial Air.

(h) Titi Livii Hist. Roman.

(i) Baglivi Prax. Med. lib. I. cap. 15.

(k) Mr. Addison's Remarks on several Parts of Italy, p. 300.

Meiner Meinung nach ist es auch nicht im geringsten der Vernunft widersprechend, daß solche Krankheiten in diesen Lagen, wegen der beständig feuchten, neblichten, und mit verschiedenen Dünsten angefüllten Luft, vorzüglich in sehr trockenen und heißen Sommern herrschen; denn wie Johann Leo (l) berichtet, bringen in Afrika, dessen Clima immer heiß und brennend ist, die während den heißesten Monaten fallenden Regen, die Pest, und pestilentialische Fieber hervor. Dieser Grad der Feuchtigkeit muß also in diesen Lagen nothwendigerweise in den heißesten Sommern gefunden werden, und folglich kommt die Luft dieser Oerter, ob sie gleich in einem viel kältern Clima liegen, derjenigen, die in Afrika durch den Regen in den heißesten Monaten gemacht wird, sehr nahe. Daher ist es auch kein Wunder, wenn die Pest oder pestilentialische Fieber erfolgen; und hiemit stimmt auch des Lord Bacon's Meinung von der Ursache der Pest in einer feuchten Luft überein, welche seiner Behauptung nach, in trockenen und heißen Jahren häufig entstehet (m). Denn da die Sonnenstrahlen, besonders in den heißesten Theilen

(l) Hist. Afric. lib. I. cap. I.

(m) Nat. Hist. Cent. IV. No. 383.

len des Tages, von allen Seiten zurückgeworfen werden, so befinden sich die Einwohner solcher Oerter gleichsam in dem Brennpunkt eines Hohl-Spiegels, wodurch nicht blos die Hitze sehr vermehret wird, sondern auch die in größern Mengen aufgestiegenen Dünste, weil kein Wind sie zerstreuet, stocken, und faulen, und hiedurch die schädlichsten Würkungen hervorbringen.

Es ist auch wahrscheinlich, daß die Ungesundheit der Luft in **Aegypten**, dessen Lage niedrig und den brennendsten Sonnenstrahlen ausgesezt ist, hievon größtentheils hergeleitet werden kann. Denn die Luft ist nicht blos mit faulen Dünsten angefüllt, die von dem Schlamme und anderem Unrath entstehen, der von der Ueberschwemmung des Nils, und zwar in so großer Menge zurückbleibt, daß nach der Versicherung des **Purchas** (n) der Boden des Landes daraus bestehet, indem der natürliche Boden desselben, ein blos trockener, unfruchtbarer Sand ist; sondern die Bewohner auch noch der sanften Winde beraubt sind, welche die brennende Hitze des heißen Erdgürtels vermindern, und genöthigt sind, Thürme von beträchtlicher Höhe

zu

(n) Purchas's Pilgrimage, lib. VI. cap. 17.

zu erbauen, auf deren Spitzen sie, um eine frische Luft zu genießen, hinaufsteigen.

Noch schlechter aber ist die Luft in Groß-Cairo, wegen der Lage, welche diese Stadt hat: denn sie liegt dicht unter dem Berge des Schlosses, durch welchen aller Wind aufgehalten wird, welches daselbst eine so unausstehliche Hitze verursacht, die viele Krankheiten erzeuget (o). Und was das Elend dieses Volkes noch mehr vermehret, ist das schlechte ungesunde Wasser, dessen sie sich zum gewöhnlichen Getränke bedienen; denn es giebt nur sehr wenige Brunnen im Lande, und die noch dazu nur wenig Wasser enthalten; daher sie den größten Theil ihres Getränks entweder aus den stehenden Pfützen, oder den stockenden Graben um die Stadt hernehmen müssen, weil der Fluß nicht weniger als eine halbe Meile weit entfernt ist (p). Um diese Schädlichkeit der Luft zu vermehren, mögen die aus den stillstehenden Wassern und den vielen Dachrinnen und vom Flusse abgeschnittenen Gräben entstehenden Dünste nicht wenig

(o) Thevenot's Travels, part. I. p. 128.

(p) Purchas's Pilgrimage oder Thevenot's Travels a. a. O.

nig beitragen, welches um desto wahrscheinlicher zu seyn scheint, weil bey dem Austreten des Flusses, wodurch diese Gräben von ihrem Schlamme gereinigt, gesundere Dünste erzeugt werden, und der stockenden Luft eine neue Bewegung gegeben wird, die Pest sogleich aufhört, und zwar so, daß wenn, wie **Purchas** und andere versichern, zu **Cairo** 500 des Tages an der Pest sterben, sie doch nach dem Austreten des Flusses gänzlich aufhört, und niemand mehr daran stirbt (q). Daß die Ursachen hievon die Veränderungen sind, welche in der Luft durch ihre neue Bewegung, und die Ausflüsse der Wasser (sie mögen nun Salpeter, wie Hr. **Boyle**, oder Borax, wie Dr. **Plot** glaubt (r), oder irgend ein anderes Salz enthalten) hervorgebracht werden, erhellet ferner aus dem heftigen Jucken der Haut, welches das Steigen des Flusses beständig begleitet.

Daß die Pest und die pestilentialischen Fieber öfters von den, aus faulen und stillstehenden Was-

(q) *Purchas's* Pilgrimage, lib. VI. cap. 7.
Sandy's Travels, lib. II. p. 97.
Heylin's Cosmograph. p. 925.

(r) *Determ.* Nature of Effluv. cap. 4.
Nat. Hist. of Straffordshire, cap. 2. p. 42.

Wässern aufgestiegenen Dünsten, und andern mephitischen Ausflüssen, von Kohlen, Lägern, verfaulten thierischen und vegetabilischen Theilen, ihren Ursprung nehmen, bezeugen die besten Schriftsteller (s); wie diese Dinge aber auf die thierische Haushaltung würken, kann aus demjenigen was bereits gesagt worden, und besonders wenn es mit den Beobachtungen derjenigen, welche über diesen Gegenstand besonders geschrieben haben (t), verbunden wird, größtentheils hergeleitet werden. Und was ferner als ein Beweis für die Behauptung, daß die Pest, die in diesem Lande so häufig ist, vorzüglich von diesen Ursachen entstehet, dient, ist die größere Heilsamkeit der benachbarten Länder; Johann Leo

(s) *Diog. Laert.* lib. VIII. segm. 70.
Aetii Tetrab. II. Serm. I. cap. 94.
Stobaei de Sanitate, Serm. XCIX.
Oros. lib. V. cap. II.
Sennert. lib. IV. cap. 14. et lib. II. part. II. cap. 2.
Bacon's Nat. Hist. Centur. X. No. 914.
Boyle of the Saltness of the Sea.
Bartholin Act. Med. Vol. IV. p. 295.
Plot's Nat. Hist of Oxfordshire, cap. 2. p. 10. 11.
Ramazini de morb. artific. cap. 41. 42.

(t) *Bellini* de Febrib. propos. 18.
Mead. on Poisons. Essay V.

Leo (u) und Purchas (x) behaupten, daß sie in Numidien nicht während hundert Jahren, und im Lande der Neger gar nicht zum Vorschein gekommen. Um aber auf unsern Gegenstand zurückzukommen, so sind die Einwohner eines niedrigen, hohlen, oder concaven Landes, ausser den oben erwähnten Krankheiten, noch Bauchflüssen, Ruhren, einer cachectischen und scorbutischen Leibesbeschaffenheit, Verlust des Appetits, Blähungen, hypochondrischen und melancholischen Unordnungen, der Engbrüstigkeit, den Auszehrungen, Wasser- und Gelbsuchten, Schlafsuchten, Lähmungen, und dergleichen Krankheiten unterworfen.

Durch eine offene Lage verstehe ich eine solche, die der Wuth und den Ungemächlichkeiten der Winde und des Wetters auf allen Seiten ausgesezt ist. Daß ein Ort, wo die Luft stille steht und durch Winde nicht hinlänglich bewegt wird, um sie für der Stockung zu bewahren, nicht gesund seyn kann, erhellet meiner Meinung nach bereits aus dem Gesagten. Gegentheils muß man aber auch hier die Mitte halten, da die Annehmlichkeit

(u) Histor. Afric.

(x) Purchas lib. VI. cap. 13.

lichkeit und Heilsamkeit eines Ortes nicht davon abhängt, daß er auf allen Seiten blos, und dem Wetter ausgesezt ist, sondern vorzüglich von der gehörigen Lage der Wälder, Felsen, Berge, oder anderer umherliegender Dinge. Der Schaden, der daraus entspringt, wenn man, es sey nun in einem kalten oder warmen Clima, überall den Ungemächlichkeiten der Jahreszeit ausgesezt ist, ist aus demjenigen, was von den Würkungen einer warmen oder kalten Luft auf unsern Körper gesagt worden, so offenbar, daß ich es nicht weiter auszuführen brauche; und ich glaube, daß ausser demjenigen, was von den allgemeinen Eigenschaften der Wärme, Kälte, des Unterschieds der Winde rc. gesagt worden, keine besondern Vorschriften nöthig sind. Nur auf diese Regel muß man merken: daß man sich nothwendigerweise, je kälter das Clima ist, desto besser gegen die kalten Winde schützen, und den südlichern und wärmern einen freiern Zugang verschaffen muß; und umgekehrt.

Die besten und schönsten Abhaltungsmittel der Winde nun, sind Wälder, durch welche Alleen gehauen, und verschiedene Wege gemacht werden müssen, durch welche die Winde streichen können; wodurch die von den Bäumen aufgestiegenen

Dünste, die gestockt und die Luft ungesund gemacht hätten, zerstreuet werden, und an deren Stelle eine trocknere, klarere, und gesundere Luft hingeleitet wird. Daß Oerter, die viel Holz haben, so feucht und ungesund sind, sehen wir aus der Ungesundheit der ersten Colonien in **Amerika**, deren Würkungen sogleich aufhörten, als ihre Wälder niedergehauen waren, und die Winde freier durch sie streichen konnten. Dieses erhellet ferner aus Dr. **Woodward's** Versuchen über die Vegetation (y), aus welchen wir sehen, daß die von einigen Pflanzen ausgedünstete Menge Wassers sich zu ihrer Größe, wie 700 zu 1 verhält, und daß sie einen Tag in den andern gerechnet, in kurzer Zeit, doppelt so viel Wasser als sie enthalten, verdünsten können.

(y) Philosophical Transact. No. 253.

Neuntes Hauptstück.

Verschiedene Arten des Bodens — Von gemeiner Gartenerde — Von einem thonartigen Grunde — Von einem marschigten und sumpfigten Grunde — Von einem sandigten und kieseligten Boden — Von einem steinigten Boden — Lagen an Berg-Gruben — Von Grotten, feuerspeienden Bergen ꝛc. ꝛc. — Luft in Flecken und Städten — Lagen an Seen ꝛc. ꝛc. —

Obgleich die verschiedenen Arten des Bodens, diejenigen, welche metallische oder mineralische Substanzen enthalten, ausgenommen, gemeiniglich in verschiedene Gattungen, als: gemeine Gartenerde, Sand, Thon, Kies, Stein, Sümpfe, Moräste und dergleichen eingetheilt werden; so können sie doch, in Rücksicht ihrer heilsamen oder schädlichen Eigenschaften, die hier blos in Betrachtung kommen, größtentheils auf zwei Classen zurückgebracht werden, nämlich die feuchten und die trockenen. Zu der **erstern** kann ein thonartiger, sumpfigter und morastiger; zu der **zweiten** aber ein sandigter, kieseligter und steinigter Boden gerechnet werden; und eine Mittelart zwischen beiden, ist ein Grund, der aus gemeiner Gartenerde be-

 stehet,

stehet, und von den Alten, nicht blos wegen seiner Fruchtbarkeit, sondern auch seiner heilsamen Eigenschaften wegen, da er nicht die Ungemächlichkeiten der übrigen mit sich führt, vorgezogen wurde (z).

Ich weiß es, daß diese Eintheilung sehr klein ist, gegen die ungeheure Anzahl von Boden, welche die Schriftsteller de Arte combinatoria herzählen; die, wie uns **Kircher** (a) berichtet, nicht weniger als ein hundert neun und siebenzig Millionen, ein tausend und neun und sechszig verschiedene Erd-Arten herrechnen. Von dieser unermeßlichen Anzahl sind aber kaum acht oder neune für den Landmann nützlich, und viel weniger würdig, hier erwähnt zu werden, da man sie selten oder gar nicht auf der Oberfläche der Erde findet; und meiner Meinung nach haben die mehresten auch blos in der Einbildungskraft ihrer Urheber das Daseyn.

Die Würkungen eines thonartigen Grundes sind nach der Angabe der Alten, diese: daß dadurch der Ton des Magens und der Eingeweide ge-

(z) *Hippocrat.* de Aerib. Aqu. et Loc. *Aetii* Tetrab. I. Serm. III. cap. 162. *Verulam's* Nat. Hist.

(a) Kircheri Mund. subterran.

geschwächt, der Appetit vermindert, die Fasern des Körpers erschlafft, und die ganze thierische Haushaltung geschwächt wird (b); welches alles durch seine kalte, zähe und unwürksame Beschaffenheit entstehet, wodurch er nicht blos die Feuchtigkeit, so er durch Regen, Thaue, oder auf eine andere Weise erhalten hat, eine längere Zeit behält, sondern auch ungesunde und unangenehme Dünste hervorbringt. Und was zur Entstehung dieser Würkungen nicht wenig beiträgt, ist die ebene und niedrige Lage, welche ein sehr thonartiger Boden hat, welche macht, daß das Wasser lange auf ihm stehen bleibt, und all die Folgen einer feuchten Lage hervorbringt.

Noch schädlicher aber als diese, sind die Würkungen eines morastigen und sumpfigen Bodens, wegen der ungeheuern Menge stinkender Dünste und Ausdampfungen, welche durch die unangenehme Mischung von Salzen und Schwefel, die in der verdorbenen Erde, dem stockenden Wasser, und den verfaulten Theilen vegetabilischer Substanzen enthalten sind, hervorgebracht werden. Sowohl **Ramazini** als **Kircher** erzählen (c),

 daß

(b) *Aetii* et *Stobaei* loc. citat.

(c) *Ramazini* de morb. artificium cap. 4. *Kircheri* scrutin. pestis, Sa. I. Sect. I.

daß die Dünste von stillstehenden Wassern, in welchen Hanf eingeweicht worden war, (die für die Sinne sehr unangenehm sind, und in heißen Climaten weit mehr als diesen) bösartige und pestilentialische Fieber hervorgebracht haben; und wir haben auch noch unzählig viel andere Beispiele von gleichen Würkungen, die durch die Ausflüsse eines solchen Bodens hervorgebracht worden; da ich aber schon eine Menge von ihnen beigebracht habe (d), so glaube ich mehrerer Anführungen überhoben zu seyn.

Eine andere Ungemächlichkeit dieser Lage ist, die ungeheure Menge von Fliegen und Insekten, die sich in diesen Oertern erzeugen, und welche nicht blos die Wasser und Produkte des Erdbodens verderben und verunreinigen, sondern einige von ihnen sind auch, nach dem Bericht des **Varro**, so ausserordentlich klein, daß sie ohne gesehen zu werden, in der Luft schweben, und mit der Luft in die Nase gezogen werden, woraus, sagt er, große und hartnäckige Krankheiten entstehen (e). Ob sich dieses nun würklich so verhält, oder nicht, werde ich

(d) S. Achtes Hauptstück.

(e) M. Terent. Varon. de re rustica, lib. I, cap. 12.

ich nicht untersuchen; aber die vielen Hautausschläge in diesen Oertern, von denen viele äusserst kleine Würme enthalten, machen es nicht ganz unwahrscheinlich. Ferner müssen die vielen Eier, dieser und anderer Insekten und Reptilien, die in einem sumpfigten Boden herumschwärmen, öfters in ihren Speisen und Getränken verborgen seyn; und wenn diese, wie bei denen, die eine schwache Verdauung haben, durch die Kraft des Magens nicht getödtet und zernichtet werden, so müssen sie tiefer in den Körper hineingehen, und wenn sie da ein schickliches Nest finden, so werden verschiedene Thierchen ausgebrütet, welche wenn sie in die kleinen haarförmigen Gefäße kommen, daselbst Verstopfungen, Entzündungen, Fieber u. dergl. hervorbringen; wie aus den vielen Würmern und Maden, die man in einigen Geschwülsten und Geschwüren gefunden hat, erhellet, von denen man sechszig auf einmal aus dem Fußknöchel eines Mädchens zu York gezogen hat, die laut der Nachricht des Dr. Lister (f) drei bis vier Zolle lang waren. Ferner

(f) Philosophical Transactions. No. 95. p. 60. 64. Memoires of de la Cross for the morth July Anno 1695; und Philosoph. Transact. No. 213. p. 215 et 222.

ner beweisen dieses die Wurmfieber, welche sich bei Kindern und jungen Leuten, deren Magenfasern schwach, und die Häute dieser Eier zu zerreissen, nicht so wie bei Erwachsenen im Stande sind, ereignen. Hiezu kommen noch die langen Würmer in **Ostindien**, die zwischen dem Fleisch herauskommen, und manchmal die Länge von sechs bis sieben Ellen haben, und wie man sagt, durch das Wasser zwischen Gamron und Schiras, besonders aber in der Gegend von Lauer, erzeugt werden (g).

Die Krankheiten, welche aus der Feuchtigkeit der Luft entstehen, darf ich nicht besonders anführen, da dieses bereits geschehen ist; ihnen allen müssen die Bewohner dieser Plätze äusserst unterworfen seyn, und zwar um desto mehr, wenn das Land selbst hohl liegt, wodurch sie des wohlthätigen Einflusses der Winde beraubt werden, welches verbunden mit den vorerwähnten Ungemächlichkeiten, eine Lage dieser Art vollkommen ungesund macht.

Die beste Methode, um die Ungemächlichkeiten dieser Lage zu verhüten, ist meines Wissens

nach

(g) Philosoph. Transact. No. 225. pag. 417.

nach diejenige, welche ich für eine feuchte Luft, sie mag nun nach Verschiedenheit des Clima's warm oder kalt seyn, empfohlen habe; ausser daß **Varro** noch überdem den Rath giebt, einen solchen Ort zu verlassen, und wenn es auch mit dem größten Schaden geschehen sollte (h).

So wie die vorhergehende Lage von allen Schriftstellern verworfen wurde, so wird ein sandigter und kieseligter Boden, wegen seiner heilsamen Eigenschaften von den mehresten gebilligt; weil er trocken ist, und keine ungesunden Dünste veranlaßt, die Luft klar, und das Land gemeiniglich über den benachbarten Grund hinreichend erhaben ist. **Cato** (i) und **Columella** (k) empfehlen zwar einen fetten und fruchtbaren Boden, der mit dieser Lage keinesweges übereinstimmen kann; aber sie beschreiben auch blos ein Landgut, und nehmen mehr auf den Vortheil als die Gesundheit der Einwohner Rücksicht, wie aus dem Charakter des

 erstern,

(h) *Vendas quot assibus possis, et si nequeas relinquas.* M. Ter. Varron. de re rustica lib. I. cap. 12.

(i) M. Poro. Caton. de re rustica lib. I. cap. 2.

(k) Columella de re rustica lib. I. cap. 2.

erstern, den uns **Plutarch** gezeichnet hat (l), erhellet. Ein solcher Boden giebt wegen der vielen und bebauten-Aecker eine sehr ungesunde Luft; wovon wir ein Beispiel an dem Boden **Aegyptens** haben, der (wie vorher angemerkt worden) aus dem, vom Austreten des Flusses zurückgebliebenen Schlamme bestehet, und so fruchtbar ist, daß er für die Kornkammer des **Römischen** Reiches gehalten wurde, welches ohne eine Zufuhr von Korn aus **Aegypten**, nach dem Urtheile des **Plinius**, in seiner Größe nicht hätte bestehen können.

Die größte Ungemächlichkeit, welche eine sandige oder kieselartige Lage mit sich führt, ist das gar zu starke Zurückwerfen der Sonnenstrahlen, besonders in heißen und schwülen Ländern; wodurch das Gesicht und Auge geschwächt, und der Körper ausgetrocknet und ausgezehrt wird, wie aus ihren Würkungen in einigen der brennendheißen Theilen von Afrika erhellet. Ferner beweist dieses die Beobachtung des **Ramazini** von den Schmieden, und solchen die mit dem Feuer umgehen (m); von denen die mehrsten triefende und schlimme

(l) Plutarchs Leben des Mercus Porcius Cato.

(m) de morbis artificum cap. II.

schlimme Augen haben. Wie stark ein solcher Boden die Sonnenstrahlen zurückwirft, empfinden unsere Augen, besonders wenn sie schwach sind, sehr bald; und Herr **Boyle** erzählt uns, von einem Sandstriche des **Teneriffa**, der durch die Zurückwerfung der Sonnenstrahlen von den darüber gelegenen Felsen, so erhitzt war, daß er die Füße eines Hundes, der herüberlief, verbrannte; obgleich in jedem andern Theile des Berges, sowohl er als die Pferde, einen starken Fieberfrost empfanden, und auch ihre Weine und geistigen Getränke, wegen der strengen Kälte, ihre Kraft verlohren zu haben schienen (n).

Was von einem kieselartigen und sandigen Boden gesagt worden, kann auch größtentheils auf eine felsigte und steinigte Lage angewandt werden, mit dem Unterschiede, daß die genauere Verbindung und Dichtheit ihrer Theile, sie im Winter weit kälter, und die Zurückwerfung von ihnen in der Sommerhitze viel stärker macht. Und dieses um desto mehr, wenn sie so gelegen sind, daß sie die Sonnenstrahlen in den heißesten Theilen des Tages zurückwerfen, in welchem Falle die Einwohner gleichsam durch zwei Son-

(n) Account of Mount Teneriff.

Sonnen auf einmal gebrannt werden; und überdem noch plötzlichen Veränderungen der Temperatur der Luft, wegen der Kälte der Morgen und Abende, unterworfen sind; welches beides äusserst schädlich seyn muß. Das merkwürdigste Beispiel hievon giebt aber die Insel **Ormus**, welche wegen der starken Zurückwerfung der Sonnenstrahlen von den vielen in ihr befindlichen Salzfelsen, in der Ferne ganz aus Feuer zu bestehen scheint, und so äusserst heiß ist, daß die Einwohner während der Hitze des Tages bis an das Knie im Wasser sitzen müssen, selbst in ihren kühlesten Theilen; indeß andere, wo die Strahlen concentrirter sind, von einem lebendigen Geschöpfe ganz unbewohnbar, und so ganz versengt sind, daß man keine einzige Pflanze in denselben antrift.

Wie sehr die Ausdünstungen metallischer und mineralischer Körper die thierische Haushaltung angreifen, sehen wir aus ihren Würkungen auf Thiere, die in einer künstlichen Luft eingesperrt werden, und welche in derjenigen, die von den mehresten mineralischen und vegetabilischen Substanzen hervorgebracht worden, am geschwindesten sterben; wie auch aus den Würkungen der bekanntesten mephitischen Luftarten, wie z. E. derjenigen

in

in der **Hundsgrotte**; wozu nun noch ihr Einfluß auf diejenigen, welche täglich in ihr leben, hinzukömmt, nicht blos auf die Bergleute, welche den größten Theil ihres Lebens in tiefen verschlossenen Minen arbeiten und zubringen, wo die stockende Luft, die Feuchtigkeit des Ortes, und die Dünste metallischer und mineralischer Körper nothwendigerweise äusserst schädlich sind; sondern auch auf diejenigen, die mit der Reinigung und Bearbeitung der Erze und mineralischer Substanzen, selbst in der freien Luft beschäftigt sind, und die nach **Ramazini's** und anderer Beobachtung, kachectisch, engbrüstig, paralytisch ꝛc. ꝛc. werden (o). Diese Würkungen nun, sind nach der Natur und den Eigenschaften besonderer metallischer oder mineralischer Körper sehr verschieden. So soll das **Blei**, Leibschmerzen und Lähmungen (p); das **Queck-**

(o) de morb. artificum cap. I. pag. 11 et 23.
Hippocrat. Epidem. IV. 13.
Wedelii Pathologia dogmatica Sect. II. cap 9.
L. Tozzii Prax. Medic. Part. II. cap. de Asthmate,
Helmontii Tract. de Asthmate.

(p) *Ramazini* de morb. artific. cap. IV. et V.
Wainwright's Nonnaturels p. 82.
Philosoph. Transactions No. 2. p. 6.

Quecksilber Zittern, Schwindel, Lähmungen, hectische Fieber (q); **Alaun, Vitriol, Eisen,** und andere Metalle, durch ihre Stypticität, Verstopfung des Leibes, Steifigkeit der Fasern, Verstopfungen, den Alp, engbrüstige, hypochondrische und melancholische Krankheiten (r); **Arsenik, Marcasit,** und andere stechende und scharfe Salze, Geschwüre, Hautausschläge, Verlust der Haare, Schwären, Entzündungen, Magenweh, Leibschmerzen, Fallsuchten, und dergleichen Krankheiten (s); Dämpfe von **Kohlen, Schwefel,** und bituminösen Körpern, Erstickung, Engbrüstigkeit, Blähungen, hypochondrische Zufälle (t), hervorbringen. Alle diese Würkungen werden mehr oder weniger heftig seyn, je nachdem die, von diesen mineralischen

(q) *Fallopii* Tractat. de Metall. et Trofil.
Ramazini de morb. artif. cap. 1.
Wainwright's Nonnaturels loc. cit.
Schenckii obferv. medic. lib. VII. obf. 196. 197. 198.

(r) *Baglivi* Prax. Med. lib. I cap. 15.
Wainwright's Nonnaturels loc. cit.

(s) Mead. on Poifons Effay III, 116. etc.
Philofoph. Transact. No. 2. p. 6.

(t) *Plinii* Nat. Hift. lib. XXXI. cap. 3.
Philofophical Transact. No. 3. p 41. No. 48. No. 117. p. 392. No. 136. p. 895.

schen Substanzen aufsteigenden Dünste, mehr oder weniger mit Theilchen von ihnen angefüllt, und je nachdem sie in einem hohen, niedrigen, offenen oder verschlossenen Platze befindlich sind, wodurch die Dämpfe und Ausdünstungen entweder zerstreut, und durch die Winde und einen beständigen Ersatz von frischer Luft, unwürksam gemacht, oder daselbst in großer Menge angehäuft werden, und die traurigsten Würkungen hervorbringen.

Hieraus können wir nun die schädlichen, durch die Dämpfe und Ausdünstungen von Grotten, feuerspeienden Bergen rc. rc. hervorgebrachten Folgen erklären, die entweder von einer solchen Mischung von den Salzen und Schwefeln metallischer und mineralischer Körper, welche die Elasticität der Luft zerstöhren, ihre Schwere vergrößern, und sie zum Athemholen und dem thierischen Gebrauche untauglich machen; von welcher Art die **Hunds-Grotte in Italien** und der See **Avernus** ist, und viele andere seyn sollen (u); oder von dem Rauche, der Asche und dergleichen Dingen entstehen, die wenn sie in das benachbarte Land getrieben

(u) *Bernadi Connor* lib. de antris lethiferis *Meadon* Poisons Essay V.

ben werden, die Luft mit Staub, Dämpfen, und Dünsten erfüllen, sie zum Athemholen untauglich machen, und Erstickungen, Engbrüstigkeiten, Ohnmachten rc. rc. hervorbringen.

Ehe ich aber diesen Gegenstand verlasse, muß ich noch von dem Unterschiede der Luft in Flecken und großen Städten, von der des benachbarten Landes, reden. Die erstere ist immer mit fremdartigen Ausflüssen überladen, welche von dem Rauche, den Dämpfen der Cloacken, den Ausdünstungen thierischer Körper, und andern ungesunden Ausflüssen entstehen, welche die Federkraft der Luft schwächen, und sie zum Athemholen und thierischen Gebrauche weniger tauglich machen. Daher die Einwohner solcher Oerter, den vorerwähnten, eine solche Luftgattung begleitenden Krankheiten, mehr als diejenigen unterworfen sind, welche auf dem Lande in einer reinern Luft leben (x). Und besonders, wenn in solchen Städten ein großer und beträchtlicher Handel getrieben wird, oder viele

(x) *Baglivi* Prax. Med. lib. I. cap. 15.
Sanctorii medic. static. Sect. 2. Aphor. 61.
Ramazini de morbis artificum.
Wainwright's Nonnaturels pag. 89.

viele Tuch- Eisen- rc. Manufacturen sind, so sind sie nicht blos volkreicher, sondern die Luft ist auch mit einer größern Menge von Dämpfen und Dünsten überladen, die theils von den Substanzen selbst und den Ingredienzen, die in den Manufacturen gebraucht werden; und theils von den großen Feuern, Oefen rc. die dazu ganz nothwendig sind, entstehen.

Die Ungemächlichkeiten einer Lage, die an große Seen, Flüsse rc. grenzt, darf ich nicht weiter anführen, da es ganz offenbar ist, daß solche Plätze feuchter und neblichter seyn müssen, als mit einer gesunden Lage bestehen kann. Aber auch diese werden in ihren Würkungen sehr verschieden seyn, je nachdem sie entweder ganz und gar stillstehend sind, oder langsam oder schnell abfließen: in dem erstern Falle werden sie durchaus verworfen, und in dem letztern sind sie aus vielen Gründen vorzüglicher.

Zehntes Hauptstück.

Von den Wassern — Woher der Unterschied der Wasser entstehet — Mineralische Wasser — Wasser die über einen sandigten Boden fließen — Wasser die über einen steinigten Boden fließen — Wasser die über einen thonartigen und sumpfigten Boden fließen — Von fließenden Wassern — Von stillstehenden Wassern — Regenwasser — Wasser von geschmolzenem Schnee und Eise 2c 2c. — Kennzeichen der besten Wasser.

Da nichts in größerer Menge, oder häufiger, in den Körper hineinkömmt als das Wasser, welches nicht allein der vornehmste Bestandtheil aller unserer, sowohl natürlicher als künstlicher Getränke, sondern auch das vorzüglichste Ingredienz unserer Speisen, und einzige Vehikel aller unserer Nahrung ist, seinen Nutzen beim Kochen und Bereiten derselben zu geschweigen; so sind auch die, in der thierischen Haushaltung durch dasselbe hervorgebrachte Veränderungen, von der äussersten Wichtigkeit, und ein Fehler desselben wird oft die Ursache der traurigsten Uebel, und hartnäckigsten Krankheiten. Was vorher über den Ursprung der verschiedenen Beschaffenheiten der Luft gesagt worden, kann vollkommen auf diese Flüßigkeit

keit angewandt werden, welche an und für sich selbst einfach, und gleichartig, unserer Natur angemessen, und im Stande ist, unzählige Bedürfnisse sowohl des Thier- als Pflanzenreichs zu befriedigen. Denn so wie die erste, wenn sie über verschiedene Climate, Erd- und Wasserstriche wehet, neue und sogar entgegengesezte Eigenschaften erlanget; so geschieht dieses auch mit der leztern durch die verschiedenen Arten von Salzen, Schwefel, metallischer und mineralischer Theilchen, die sie in dem Innern der Erde antrift. Auch wird sie nicht blos vermittelst dieser Dinge verändert, sondern auch durch ihre Wärme, Kälte, Bewegung, und Stockung, Gefrieren, und dergleichen.

Ich würde eine endlose und unnöthige Arbeit unternehmen, wenn ich all die verschiedenen Eigenschaften, welche von den verschiedenen Mischungen aus Salzen und Schwefeln ꝛc. in dem Innern der Erde entstehen, anführen wollte; und ich werde mich daher blos auf die bekanntesten Wasser, welche im beständigen Gebrauche sind, einschränken, und diejenigen, welche mit Salzen so sehr gesättigt sind, daß sie blos zur Heilung angewandt werden, vorbeigehen, da sie nicht im geringsten in das Gebiet unserer Abhandlung gehören.

Die Wasser können in vielerlei Rücksichten betrachtet werden. **Erstens** in so fern sie einige metallische oder mineralische Substanzen, wie Gold, Silber, Eisen, Kupfer, Zinn, Blei, Quecksilber, Arsenik, Alaun, Vitriol, gemeines Salz, Schwefel, Salpeter rc. rc. enthalten; **Zweitens** in Rücksicht des Bodens, über welchen sie fließen, als Sand, Kieselsand, Thon, Schlamm rc. rc.; **Drittens** in Absicht ihrer Bewegung und Stockung, oder Sättigung mit thierischen oder vegetabilischen Substanzen; **Viertens** in Ansehung ihrer Gefrierung, Wärme oder Kälte, und Lage in Rücksicht der Sonne und Winde.

Von diesen sind die erstern ohne Zweifel den mehresten Leibesbeschaffenheiten schädlich, sowohl wegen ihrer größern Schwere, und ihres beschwerlichern Durchgangs durch die Harnwege und Ausdünstung, und der Schärfe ihrer Theilchen, vermöge deren die Gefäße in ihrem Durchgange zerrissen und zerfressen werden; als wegen ihrer sehr zusammenziehenden und austrocknenden Eigenschaft, wodurch die festen Theile verhärtet, steif und unbiegsam; die Flüßigkeiten aber scharf und stechend, und in den haarförmigen Gefäßen zu stocken, fähig gemacht werden. Denn da diese

Thei

Theilchen gar zu hart und fest sind, um durch die Kraft der Gefäße und umlaufenden Flüßigkeiten zerbrochen zu werden, und zugleich eckig, scharf und stechend sind; so werden sie nicht nur in ihrem Durchgange durch die kleinen und nervigten Gefäße, ihre Wände verwunden und zerreißen, sondern auch oft wegen der Rauhigkeit und Unebenheit ihrer Oberflächen, die Canäle verstopfen und verschließen, und besonders wenn die Gefäße durch den langen Gebrauch dieser zusammenziehenden Wasser hart und steif geworden sind, daher die Canäle ausgedehnt werden, und die Fasern wegen ihrer Steifigkeit weniger im Stande sind, der verstopfenden Materie nachzugeben, und sie durchfließen zu lassen. Woraus Verstopfungen, Entzündungen, Engbrüstigkeiten, Rippenfell- und Lungen-Entzündungen, Verstopfung des Leibes, trockene Leibschmerzen, Strangurien, Steine, scorbutische und arthritische Schmerzen, und dergleichen Krankheiten entstehen (z), welche besonders

(z) *Hippocrat.* de Aer. Aqu. et loc.
Oribasii Collectanea lib. V.
Aetii Tetrab. I. Serm. III. cap. 165.
Avicen. Tract. V. Lib. de removendis a sanitate nocumentis.

diejenigen, die eine hitzige, gespannte und cholerische Leibesbeschaffenheit haben, und deren Fasern schon ohnedem gar zu steif und starr sind, befallen. Gegentheils aber können diese Wasser für diejenigen, die einen schlaffen und phlegmatischen Körper haben, von nicht geringem Nutzen seyn, indem die Schwingungen der Fasern, welche bei ihnen gar zu schwach und langsam sind, durch sie häufiger und stärker gemacht, und die groben, zähen Flüssigkeiten durch ihre würksamen Salze zertheilt werden.

Von der zweiten Art, wird demjenigen Wasser, welches über Sand und Kiesel fließt, vor allen übrigen der Vorzug gegeben, weil die fremdartigen Theilchen durch die beständige Durchseigerung zurückgehalten werden; aus welchem Grunde diese Wasser gemeiniglich leicht, klar, milde und unschmackhaft (a), und folglich, da sie die vortheilhaftesten Eigenschaften annehmen können, für die thierische Haushaltung gemeiniglich nützlicher als die übrigen sind.

Die-

(a) *Vitruv.* cap. I. lib. 8.
Plinii Histor. natur. lib. XXXI. cap. 3.

Diejenigen, welche durch Felsen fließen, sind, obgleich gemeinhin klar und helle, doch überhaupt weniger milde und frei von fremdartigen Salzen, als die zulezt erwähnten, und manchmal damit so sehr gesättigt, daß sie ihrer stark zusammenziehenden und austrocknenden Eigenschaft wegen, ungesund werden (b). Hiezu kommt noch die versteinernde Kraft, welche viele von diesen Wassern besitzen, wodurch nicht allein die ersten Wege, und die Milchgefäße verstopft werden [wovon uns **Nicolas von Blegny** ein merkwürdiges Beispiel gegeben hat, der zu **Paris** einen Leichnam öfnete, in welchem der rechte Magenmund, ein großer Theil des Zwölffingerdarms, und der Magen selbst, mit einer steinartigen Materie, bis zur Dicke eines Fingers, überzogen war (c)], sondern auch die kleinen Gefäße selbst werden verstopft, und in verschiedenen Theilen des Körpers, besonders aber in denjenigen, die zur Ausführung der serösern und wässerigten Theile des Bluts, wie z. B. in den Harnwegen, Steine gebildet werden. Obgleich aber diese

(b) *Hippocrat.* de Aerib. Aqu. et Loc.
Aetii Tetrab. III. Serm. III. cap. 9. et Tetrab. I. Serm. III. cap. 165.
Stobaei loc. citat.

(c) *Zodiac.* Med. Gallic. Anno 1769. Menſ. Febr. Obſ. 3.

Theilchen, wenn sie mit dem Nahrungssaft fortgeführt werden, klein genug seyn mögen, um mit dem Blute umlaufen zu können, ohne einige Beschwerde hervorzubringen; so werden sie doch, wenn sie in gar zu großer Menge vorhanden sind, theils durch ihre eigene starke Anziehungskraft, und theils durch ihre Vereinigung mit einigen zähen Flüßigkeiten, größere feste Körper bilden, den umlaufenden Flüßigkeiten den Weg versperren, und solche Concretionen hervorbringen, die mit einem gesunden Zustande keinesweges bestehen können. Hiemit stimmt die Beobachtung des Dr. **Lister** überein, der uns berichtet, daß die Einwohner zu **Paris** mehr als an irgend einem andern Orte, von Steinen geplagt sind, die von der Härte und großen Menge der Steintheilchen in dem Wasser der **Seine** entstehen, das damit so gesättigt ist, daß es die Röhren, durch welche es in die Stadt geleitet wird, mit einer Rinde überzieht, und oft ganz und gar verstopft (d). — Von diesen Wassern giebt man denjenigen, die durch rothe Sand- und Granit-Steine fließen, vor allen andern den Vorzug, da sie weniger Salze enthalten, und den erstern bereits erwähnten näher kommen.

Was

(d) Voyage to Paris.

Was einen thonartigen Boden anbetrift, so glaube ich, daß wenige oder gar keine Quellen in demselben entspringen, denn man findet, daß das Wasser an solchen Oertern, gemeinglich aus einer zwischen dem Thon liegenden Sand- oder Kieselschichte herkömmt; daher die Alten auch beobachteten, daß die Quellen in einem thonartigen Boden gutes Wasser enthalten, aber selten und schwer zu finden sind (e).

Diejenigen Wasser, welche über einen sumpfigten Boden fließen, werden allgemein verworfen, da sie beständig mit stechenden alkalischen Salzen und Schwefeln gesättigt sind, welche sie in ihrem Durchgange ausgezogen haben, und welche vorzüglich durch die Fäulniß vegetabilischer Substanzen in demselben erzeugt worden; wodurch die mehresten, wo nicht alle von ihnen, scharf und alkalisch werden, und folglich eine hitzige, scharfe und stechende Natur erlangen, so, daß sie in kurzer Zeit faulen und stocken, und für die thierische Haushaltung höchst schädlich werden (f).

(e) *Plinii* Histor. Natural. lib. XXXI. cap. 3.

(f) *Galeni* Com. in Part. X. Sect. Lib. 6. *Epidem.* Hippocrat.

Die Alten schärfen, unter den bewunderungswürdigen Regeln, die sie über die Wahl des Wassers gegeben haben, oft seine Aehnlichkeit mit der Luft ein, theils wegen der Leichtigkeit und Reinigkeit der besten Wasser, und theils wegen der Veränderungen, die in beiden durch ihre Stockung und Vermischung mit fremdartigen Theilchen hervorgebracht werden. Und gewiß, so wie nichts mehr dazu beiträgt, um die Luft rein und heilsam zu machen, als ihre Bewegung durch Winde, und gelinde Lüftchen; so bewahrt auch nichts so sehr das Wasser vor der Verderbniß, und Erlangung der schädlichsten Eigenschaften, als eine starke und schnelle Bewegung desselben, welche hiezu so wesentlich nothwendig ist, daß sie beständig unter die unterscheidenden Kennzeichen eines gesunden Wassers gezählt wurde (g); denn die fremdartigen Theil-

Plinii loc. citat.
Stobaei loc. citat.
Aetii Tetrab. I. Serm. III. cap. 165.
Actuar. de Sp. Animal. Nutr. cap. VIII.

(g) *Hippocrat.* de Aerib. Aqu. et Loc.
Cordani Comment. in hunc librum.
Plinii Hist. Natur. lib. XXXI. cap. 6.
Aetii Tetrab. loc. citat.
Actuar. loc. citat.

Vi-

Theilchen werden entweder durch die Durchseigerung des Wassers zurückbehalten, oder es wird wenigstens an derjenigen Gährung und Fäulniß gehindert, welche sonst nothwendigerweise erfolgt wäre, und es zum thierischen Gebrauche weniger tauglich gemacht hätte.

Die Uebel, welche von dem beständigen Genusse stockender und fauler Wasser entstehen, können unter die traurigsten und hartnäckigsten, welche das Menschengeschlecht befallen, gezählt werden. Denn nicht allein der Zusammenhang der Kügelchen des Bluts, wird durch die scharfen, in diesen Wassern befindlichen Salze, gar zu sehr vermindert und vernichtet; sondern auch seine gröbern und erdigten Theile (welche durch ihren Gebrauch sehr vermehrt werden müssen) werden verdickt, verbunden, und in dem Körper zurückbehalten, und folglich in den haarförmigen Gefäßen zu stocken geneigt werden. Da nun auch das Serum scharf und fressend wird, so muß es die Wände der Gefäße, reizen und zerreißen, und besonders, wenn sein Durchgang durch die gröbern und zähern Flüssigkeiten

Vitruv. lib. VIII. cap. 5. Architect. *Avicenna* lib. I. Fen. 2. doct. 2. cap. 16.

sigkeiten gehindert wird, und seine Salze durch die Hitze des Körpers schärfer gemacht werden. Daraus entstehen nun Jucken, Hautausschläge, eine scorbutische Schärfe, phagedenische Geschwüre, Hitze, Durst, arthritische und rheumatische Schmerzen, Verstopfungen und Verhärtungen der Eingeweide, Gelbsuchten, scirrhöse und krebsigte Geschwülste, Durchfälle, Ruhren, schleichende und bösartige Fieber, Quartan= und hektische Fieber, Auszehrungen, eine dünne und magere Leibesbeschaffenheit, Blähungen, hypochondrische Zufälle, Melancholie, Dollheit, und dergleichen andere Krankheiten (h). Und da die Zähigkeit der Säfte beständig vermehrt und die Menge der thierischen Geister vermindert wird, so wird die Ausdünstung unterbrochen, die Gefäße mit einem scharfen Serum angefüllt, und eine Wassersucht erfolgen, die wie der große Hippocrates beobachtet hat, beinah ein beständiger Vorbote des Todes in diesen Constitutionen ist. Dieses alles wird durch die ungleiche Beschaffenheit dieser Wasser, in Ansehung ihrer Wärme und Kälte, in verschiedenen Jahreszeiten

(h) *Aetii*, Actnarii et Plinii loc. citat.
Sanctorii Medic. Static. Sect. 2. Aph. 6.
Mead on Poisons Essay V.
J. H. Scelera Aquarum.

zeiten noch mehr begünstigt, denn im Winter sind sie gefroren, und folglich viel kälter, als schnellfließende Quellwasser; und im Sommer sind sie warm, dick, stinkend und faul.

Hiezu kommt noch eine lange Reihe von Krankheiten, die von den vielen Eiern und Saamen schlammigter Insekten und Würmer entstehen, welche in diesen Wassern befindlich sind und ausgebrütet werden, und nicht allein ihren Gestank und ihre Verderbniß vermehren, sondern auch, wenn sie in den Körper kommen, von den nachtheiligsten Folgen werden. Denn zu geschweigen der vielen Arten von Würmern, welche in den Gedärmen, Nieren, dem Herzen, Gehirn und andern Theilen des Körpers des Menschen und anderer Thiere, oftmals durch den Genuß dieser Wasser veranlaßt worden, wovon unzählige Beispiele vorhanden sind; so sind sie auch manchmal beim Aderlassen aus den Blutadern herausgekommen (k); und es sind sogar Schlangen, Kröten, Eidechsen, und andere Thiere, welche sich gemeiniglich im Schlam-

(i) *Sanctorii* loc. citat.

(k) Miscellan. Gallic. Edit. per N. de Blegny Anno 1679, Mense Maii, Observ. 7. Mense August. Observ. 7. Mense December, Observ. 7.

Schlamme aufhalten, oft durch sie, in den Körper gebracht und ausgebrütet worden.

Gesner erzählt uns, daß in und um **Ziska** einer Stadt in Hungarn, im Jahr 1551 beinahe dreitausend Menschen, an heftigen Magen- und Leibschmerzen gestorben sind, die durch Schlangen und Eidechsen, so in ihnen ausgebrütet waren, erregt worden (l). **Bartholin** versichert uns, daß eine Frauensperson, die im Hospital zu **Altenburg** starb, zwanzig Jahre nacheinander durch Brechen und Stuhlgang viele Kröten, Eidechsen, und eine dem Froschleich ähnliche zähe Materie von sich gegeben hat; und die Wahrheit dieser Erzählung wird auch durch **Wolgnad**, den **Bonnet** (m) anführt, und die deutschen Tagbücher bestätigt (n). Eine andere ähnliche Geschichte findet man noch in denselben, von einem Fleischerburschen, der im Frühjahr hastig von einem stillstehenden Wasser trank, das ihm nachher große Schmerzen im Magen verursachte, die mit den heftigsten Zufällen begleitet waren, und nicht eher aufhörten, als bis er

(l) Gesneri Historia Animal. lib. II. Cap. de Lacetis.

(m) Boneti Sepulchret. Anatom. lib. III. Sect. 17.

(n) Ephemerid. German. Tom. I. Obs. 103.

er drei lebendige Kröten ausgebrochen hatte (o). Hiezu kommt noch die Erzählung des Dr. Gorbait, die er selbst gesehn zu haben versichert, von einem Menschen, bei welchem eine Kröte aus einem Geschwür herauskam, die durch das Trinken eines faulen Wassers hinuntergeschluckt worden war (p). Auch Nicolas von Blegny erzählt uns von einem Mönchen, der im Jahr 1677 unter unglaublichen Martern, eine Schlange, die über einen Fuß lang war, durch den Urin ausleerte (q). Doch wir dürfen uns nicht bei den Schriftstellern des Auslandes um ähnliche Beispiele umsehen; in unsern eigenen philosophischen Transactionen finden wir verschiedene (r).

Auch die Würkungen, welche durch die verfaulten Pflanzentheile, die in diesen Wassern enthalten sind, verursacht werden, sind von nicht weniger schädlichen Folgen. Ein merkwürdiges Beispiel hievon giebt uns Schenck, von einem Menschen, der Wasser, in welchem Hanf eingeweicht

(o) Ibid. Tom. II.

(p) Ephemerid. Germ. Tom. II. Obs. 103.

(q) Zodiac. Med. Gallic. Anno 1769. Mense Apr. Obs. 2.

(r) Philosophical Transact. No. 117. p. 393 et 394. No. 6. p. 164.

weicht worden war, getrunken hatte und davon starb (s); und er führt auch den **Abenzoar** an, der in Gefahr gerieth, weil er Wasser aus einem Brunnen getrunken hatte, in welchem einige Eidechsen verfault waren (t). Da es aber eine endlose, und für den Leser ermüdende Arbeit seyn würde, wenn ich all die bösen Würkungen dieser Wasser auseinandersetzen wollte, so werde ich ihn nicht mit mehrerern Anführungen belästigen; und ich glaube auch, daß dasjenige, was ich bereits gesagt habe, hinreichend seyn wird, einen Jeden von ihren gefährlichen und verderblichen Eigenschaften zu überzeugen.

Die Wasser unserer mehresten Brunnen, deren wir uns zum Getränke bedienen, sind wegen ihrer Stockung, Verschlossenheit, und Vermischung mit metallischen und mineralischen Theilen, nicht ganz von diesem Vorwurfe frei, ob sie ihn gleich nicht in dem Grade, als die oberwähnten stinkenden und faulen Pfützwasser verdienen. Sie werden daher den Körper allmählig zu den vorerwähnten Krankheiten geneigt machen, und früher oder

(s) *Schenckii* Obſerv. med. lib. VII. Obſ. 8.
(t) Ibid. Obſerv. 8.

oder später ihre schädlichen Würkungen an uns zeigen (u).

Obgleich das **Regenwasser** an und für sich leichter als die andern, und aus diesem Grunde vorzüglicher ist, so fault es doch wegen der Ungleichartigkeit seiner Theile, die von den Ausdünstungen der Pflanzen und Thiere, den Dämpfen der Erde, Sümpfe, Moräste rc. rc. entstehen, in einer weit kürzern Zeit als jedes andere, und ist folglich weniger gesund, als reines und fließendes Quellwasser, und besonders wenn es so lange aufbehalten wird, daß die salzigten und schwefelichten Theile aufgelöst, scharf und stechend gemacht werden; daher diejenigen, welche es zu ihrem Getränke oder auf eine andere Art zur Nahrung gebrauchen müssen, vorzüglich darauf sehen sollten, daß es so kurz als möglich aufbehalten worden, oder im entgegengesezten Falle so lange still gestanden, bis die Gährung vorüber ist, und es seine vorige Reinigkeit erhalten hat.

Die

(u) *J. H.*; *Scelera* aquarum.
Mead, on Poisons, Essay V.

Die Alten, deren vorzüglichstes Getränk das Wasser war, legten auf seine Wärme und Kälte, und seine Lage in Rücksicht der Sonne und des Windes, ein großes Gewicht. Diejenigen Wasser, welche nach Osten liegen, schäzten sie, bei übrigens ganz gleichen Umständen, am mehresten, weil sie den Vorzug haben, daß ihre Kälte und Rohigkeit durch die Morgensonne verbessert wird, und sie gegen die brennende Hitze des übrigen Tages geschüzt sind. Gegentheils wurden diejenigen, welche gegen Süden liegen, im Sommer für zu warm und wegen der größern Hitze für geneigter zur Fäulniß gehalten; und diejenigen, welche nach Norden und Nordwest liegen, wurden wegen ihrer überausgroßen Kälte, besonders im Winter, von nicht weniger schädlichen Folgen geachtet, weil sie die Fasern plözlich zusammenziehen, die Canäle anspannen, die Flüßigkeiten verdichten, den Magen erkälten, und die Verdauung hindern. Hieraus entspringen denn Verstopfungen der Eingeweide, Leibschmerzen, Cachexien, Hartleibigkeit, Steine, Strangurien, Engbrüstigkeiten, Halsentzündungen, Verstopfungen, und Entzündungen der Brust und der Lungen, und dergleichen Krankheiten (x).

Das

Das Wasser, welches durch das Schmelzen des Schnees, Hagels, Eises und dergleichen entstehet, wird für eben so schädlich in seinen Folgen gehalten, weil der leichteste und beste Theil des Wassers während der Auflösung verdünstet wird, und blos der grobe, salzichte und erdichte zurückbleibt. Dies ist der Grund, warum diejenigen, welche sich dieser Wasser zum beständigen Getränke zu bedienen gezwungen sind, wie man beobachtet hat, sehr mit dem Stein, Grieß, der Strangurie, arthritischen Schmerzen, Coliken, Ruhren, Hals-Entzündungen, und dergleichen Krankheiten (y) geplagt sind. Hiezu kommt noch die Schaudern machende Kälte dieser Wasser, welche, wie uns

(x) *Hippocrat.* de Humidor. Usu; de Aer. Aqu. et Loc.; Epidem. VI. Sect. 3.
Aetii Tetrab. III. Serm. III. cap. 9.
Actuar. de Sp. Animal. Nutr. cap. VIII.
Theoph. Bonet. Anatom. Pract. lib. II. Sect. I. Observ. 73.

(y) *Mar. Donat.* lib. III. cap. 6.
Hist. Med. admirab.
Mead. on Poisons. Essay V.

die tägliche Erfahrung überzeugt, mit den verderblichsten Folgen verbunden ist (z).

Dieses sowohl als die oberwähnte Ursache ist wahrscheinlicherweise der Grund, daß das Wasser auf den **Alpen**, welches durch das Schmelzen des Schnees entstanden, so geneigt ist, die Drüsen der Brust zu verstopfen und anzuschwellen, so daß nach der Beobachtung des Dr. **Mead** nur sehr wenige von diesem Uebel befreiet sind (a).

Aus den vorhergegangenen Betrachtungen folgt, daß dasjenige Wasser, welches am wenigsten mit fremdartigen Theilen angefüllt ist, aus reinen und fließenden Quellen herkommt, und aus einem kieseligten, sandigten oder erdigten Boden

(z) *Hippocrat.* de Aer. Aqu. et Loc.; Aphor. Sect. V. Aphor. 24.
Schenckii, lib. VII. Obs. 2.
Fab. Hildan. Observ. Chirurg. Centur. 4. Observ. 43.
Boneti Sepulchret. Anatom. lib. II. Sect. I. Observ. 73.

(a) Loc. citat.

Boden entspringet, das beste ist; ferner dasjenige, welches leicht, klar, ohne Geruch und Geschmack ist, in welchem sich die Seife leicht auflösen läßt, von dem die Sonnenstrahlen nicht stark zurückgeworfen werden, welches bald siedet und kalt wird, und das geringste Gewicht trägt.

Eilftes Hauptstück.

Von den Nahrungsmitteln — Vom Brodt und den Mehl-Speisen — Von der Galle — Von den mehligten Wurzeln, Früchten ꝛc ꝛc. — Von den säuerlichen und kühlenden Früchten und Pflanzen — Von hitzigen aromatischen Pflanzen — Woher der Unterschied in den Würkungen der Pflanzen entstehet. — Von der thierischen Nahrung — Von der Verschiedenheit des Fleisches — Von der Milch — Woher der Unterschied in den Kräften der Thiere entstehet — Von den Würkungen verschiedener Zubereitungen — Von den Getränken, und ihren Würkungen — Vom Koffee, Thee ꝛc. ꝛc.

Die Substanzen, deren wir uns zu Nahrungsmitteln bedienen, sind entweder aus dem Pflanzen- oder Thierreiche. Von den erstern ist das Brod das nahrhafteste, und besonders das Weizenbrod, wenn es vollkommen von der Kleie gereinigt worden; es muß aber leicht seyn, und gut ausgegohren haben, weil dadurch seine zähen Theile getrennt und zertheilet werden, so, daß eine geringere Kraft erfordert wird, um es in eine chylöse Feuchtigkeit zu verwandeln, und es folglich viel leichter, als dasjenige, welches eine gröbere und zähere Textur hat, verdaut werden kann. Denn da die Verdauung nichts

nichts anderes ist, als die Absonderung der Theile unserer Nahrungsmittel, und ihre Verwandelung in eine flüßige Substanz, so ist ein beträchtlicher Theil dieses Geschäftes durch die Gährung geschehen, welche blos in der Trennung und Zertheilung ihrer Bestandtheile durch eine innerliche Bewegung derselben, bestehet. Ein so zubereitetes Brod wird nothwendigerweise weniger Kraft erfodern, um es zur gehörigen Flüßigkeit zu bringen. Aus eben demselben Grunde muß es auch gut ausgebacken seyn, und nicht gar zu frisch gegessen werden, wie es jezt leider! die Mode ist.

Die größte Unbequemlichkeit, welche vom Genuß des feinsten Weizenbrodtes entstehet, ist: daß einige Personen dadurch leicht verstopft werden; welches aber leicht verhütet werden kann, wenn man etwas Roggenmehl oder Kleien damit vermischt.

Die andern bei uns gebräuchlichen Getreide-Arten, sind Roggen, Gerste, und Hafer; welche alle durch eine gehörige Zubereitung und Gährung, in eine gute Nahrung verwandelt werden können. Denn daß eine vollkommene Gährung sowohl, als die Textur der Körner selbst, dasjenige ist, wodurch diese Substanzen für den Magen schwer oder leicht-verdaulich werden, sehen wir am Weizenbrod, welches wenige Magen ohne eine vorhergegangene Gährung verdauen können. Dieses, und die größere Zähigkeit ist der Grund, daß das Brod aus Bohnen, Erbsen, und andern dergleichen groben und leimichten Substanzen, welches selten gegohren hat, und nur von Leuten aus der niedrigsten Classe genossen wird, blähend und schwerverdaulich ist, und den Kopf und Magen derjenigen, die es nicht gewohnt sind, oder sich nicht hinreichende Bewegung machen, angreift. Diese Ungemächlichkeit ist zwar mehr diesen, als allen andern Getreidearten, wegen ihrer größern Zähigkeit, eigen; aber sie ist auch beständig mit den übrigen, und überhaupt allen mehligten Substanzen verbunden, wenn sie nicht gut gegohren haben; und könnte, meiner Meinung nach, sowohl bey diesen als den andern, durch eine im Verhältniß ihrer größern Zähigkeit vollkommenere Gährung, wo nicht gänzlich vermieden, doch wenigstens vermindert werden.

Dieses ist zuverläßig die vorzüglichste Quelle, aus welcher die Uebel, welche mit dem Genuß aller rohen und mehligten Substanzen verbunden sind, entstehen; denn die zähen und unwirksamen Theil-

Theilchen vereinigen sich mit dem Magenschleime, und machen eine zähe, leimigte Masse, die selbst der stärkste Magen nur schwer verdauen kann. Diese zähe Substanz wird nothwendigerweise eine größere Stärke der Verdauungswerkzeuge, der Galle, und der Magendrüsensäfte erfodern, um zu derjenigen Flüßigkeit gebracht werden zu können, welche ein gesunder und natürlicher Nahrungssaft haben muß, und folglich gehen viele Theilchen davon, die nicht so gut verdünnt und zertheilet, als im gesunden Zustande sind, in das Blut über; und wenn sie an denjenigen Stellen, wo die Bewegung des Bluts am langsamsten ist, sich mit einander verbinden, so verdicken sie allmählig die ganze Masse, und besonders in denjenigen Theilen, in welchen die Bewegung von Natur langsamer als in den übrigen ist, wie z. B. in den Absonderungswerkzeugen der Galle. Denn da diese Flüßigkeit (wie wir aus ihren Würkungen in der thierischen Haushaltung, und ihrer Eigenschaft, gleich jeder andern Seife, Fett- und ähnliche Flecken auszumachen, sehen) seifenhaft ist, oder aus einer Mischung von salzigten und öligten Theilen bestehet; so ist es nicht blos, wie die Schriftsteller gemeiniglich glauben, deswegen, weil sie dicker als die andern Säfte ist, welches nur gar zu oft ein Fehler, oder wenigstens eine Folge ihrer Textur als ein seifenhafter Körper ist, sondern vorzüglich zur bessern Vereinigung ihrer salzigten und öligten Theilchen nothwendig, daß sie durch größere Umwege und mit einer langsamern Bewegung als die übrigen Säfte geführt, und länger in dem Körper zurückbehalten wird, damit ihre salzigten und öligten Theilchen durch die Hitze des Körpers verdünnt, würksamer und stechender werden, als wodurch ihr Vermögen, die Zähigkeiten aufzulösen, und die Säure des Magens abzustumpfen, vergrößert, und sie für die thierische Haushaltung von dem größten Nutzen wird, den man sich nur denken kann. Wenn nun also das Blut nach und nach mit diesen zähen Theilchen angefüllt, und die Vereinigung derselben, durch seine langsame Bewegung in diesen Theilen befördert wird, so wird diese nützliche Flüßigkeit mit einer zähen schleimigten Materie vermischt, und in kurzer Zeit zu ihren edlen Zwecken untauglich werden, die vorerwähnten Unordnungen werden zunehmen, und ein zähes, schweres Phlegma nicht allein die **ersten Wege**, sondern auch die ganze Leibesbeschaffenheit beschweren; wovon Verlust des Appetits, Blähungen, Aufstoßen, Eckel, Erbrechen, Verstopfung des Leibes, Trägheit und Unthätigkeit, Blässe, Härte und Geschwulst

schwulst des Unterleibs ꝛc. ꝛc. die Folgen sind, welche, wenn ihnen nicht bald abgeholfen wird, Cacherien, Wasser- Gelb- und Schlafsuchten, Lähmungen, Schlagflüsse und dergleichen Krankheiten hervorbringen. Bei Kindern die englische Krankheit, Brüche, Härte des Unterleibs, und scrophulöse, und kröpfigte Geschwülste. Bei Mädchen Verhaltung der monatlichen Reinigung und Bleichsucht. Bei Weibern Unterdrückung des Geblüts, Unfruchtbarkeit, häufiges gar zu frühzeitiges Niederkommen (b) und dergleichen. Alle diese Krankheiten werden vorzüglich solche Personen befallen, die einen schlaffen phlegmatischen Körper haben, und eine müßige, oder sitzende Lebensart führen.

Die schwerverdaulichste und zäheste Nahrung, wie z. B. ungegohrnes Brod von Bohnen, Erbsen, und dergleichen, wird denjenigen, die an eine harte Arbeit gewohnt sind, gespannte Fasern und einen schnellen Blutumlauf haben, und bei denen die Zähigkeiten durch die beständige Bewegung aufgelöst

(b) *Hippocrat.* de Diaeta.
Sanctorii medic. static. Sect. III. Aphor. 61.
Boerhaavii Aphor. de cognoscend. et curandis morb. 72.
Wainwright's Nonnaturels cap. 8.

gelöst werden, recht gut bekommen; in den vorerwähnten Umständen aber wird sie früher oder später, im Verhältniß zu der Kälte und Schlaffheit, oder Hitze und Spannung des Körpers, die unglücklichsten Würkungen hervorbringen. Doch, können auch diese, und andere zähe und mehligte Substanzen, wenn sie mäßig genossen werden, für diejenigen, deren Magen sie vertragen kann, und deren Blut mit scharfen, flüchtigen, und alkalischen Salzen so überladen ist, daß sein Zusammenhang dadurch vermindert und seine Flüßigkeit dergestalt vermehrt worden, daß ihnen das Blut in großer Menge durch die Ausdünstungsgefäße, und andere Wege abgeht, von nicht geringem Nutzen seyn; denn diese Dinge geben in der Destillation nicht allein einen sauern Geist, der die Schärfe der feurigen alkalischen Salze abstumpft, sondern vermindern auch die gar zu große Geschwindigkeit des Blutumlaufs, und halten durch ihren zähen Zusammenhang die gar zu flüchtigen Theile zurück.

Was von dem Brodte und seinen Zubereitungen gesagt worden, kann vollkommen auf alle andern mehligten Substanzen angewandt werden, deren Theile je mehr sie durch die Gährung oder ein anderes Mittel zertheilt und aufgelöst worden,

um

um desto leichtverdaulicher für den Magen sind, und umgekehrt.

Eben dieses gilt auch von solchen Wurzeln und Früchten, die mehligt und zähe sind, wie z. E. Pastinackwurzeln, Kartoffen, Kastanien, Nüssen, Mandeln, Reiß, und dergleichen. Ihre Würkungen sind den oberwähnten ähnlich, und folglich nach Verschiedenheit der Umstände bald schädlich, bald heilsam.

Der größte Theil unserer anderer Nahrungsmittel aus dem Pflanzenreiche, kann in solche eingetheilt werden, die von einer kühlenden oder erhitzenden Natur sind. Von der erstern Art sind alle säuerlichen und wässerigten Früchte, Wurzeln, Sallate und dergleichen, wie die mehrsteu Sorten von Aepfeln, Birnen, Pfirsichen, Kirschen, Pomeranzen, Citronen, Kürbiße, Melonen, lactuke, Spinat, Sauerampfer, und mehrere andere, die so bekannt sind, daß ich sie hier nicht beschreiben darf. Alle diese Speisen aus dem Pflanzenreiche stumpfen und führen durch ihre zähen und vielen säuerlichen und wässerigen Theile, die scharfen, alkalischen, und feurigen, in dem Blute und andern Säften derjenigen, die eine hitzige, gespannte und

cholerische

cholerische Leibesbeschaffenheit haben, befindlichen Salze, vortreflich ab; und wenn ihr Magen, sie roh und unzubereitet nicht vertragen kann, welches aber, wenn es die Umstände erlauben, besser als alle Kochkunst ist; so können sie dieselben auf die Art zubereiten, daß sie sie blos aufsieden lassen, oder mit andern Speisen verbinden, wodurch sie für die mehresten Leibesbeschaffenheiten von dieser Art, und in den mehresten Krankheiten, wo diese alkalischen Salze und Schwefel in großer Menge im Blute vorhanden sind, nützlich werden.

Gegentheils sind sie allen denjenigen schädlich, die einen schlaffen und phlegmatischen Körper haben, deren Galle, dick, schwach oder nicht in gehöriger Menge, und sie in eine angemessene Nahrung zu verwandeln nicht im Stande ist; denn so lange sie ihre Beschaffenheit behalten, können sie nicht im geringsten nähren, und man findet auch ausser den ersten Wegen keine Säure im natürlichen und gesunden Zustande, wie aus sehr vielen Versuchen erhellet (d). Werden sie also durch die Galle nicht hinlänglich eingewickelt und verändert, so

(d) *Ottonis Tachenii* Hippocr. Chym.
Boyle's History of human Blood.

so reizen sie nicht blos während ihres Aufenthalts in den ersten Wegen, die Haut der Gedärme, und verursachen, Leibschneiden, Coliken, und Blähungen; sondern geliefern auch, wenn sie in die zweiten Wege kommen, das Blut, machen den Umlauf langsamer, vermindern die flüßigen Absonderungen, unterdrücken die Ausdünstung, und verursachen einen schwachen Puls, Blässe und Mattigkeit, Verstopfungen, hysterische und hypochondrische Unordnungen, Zuckungen; Gelb- und Wassersuchten, und dergleichen Krankheiten (e).

Zu der lezten Classe gehören alle diejenigen Kräuter, Wurzeln, Saamen rc. rc., welche im Munde hitzig und beißend sind; wie z. B. die Kreßarten, Senf, Löffelkraut, Zwiebeln, Knoblauch, Ingwer, Pfeffer, alle bittern und aromatischen Dinge, und dergleichen. Sie enthalten alle ein hitziges, scharfes, und aromatisches Oel, und ein stechendes Salz, welches theils durch den Reiz der Fasern des Magens, und theils durch die Verdünnung und Zertheilung des in ihm befindlichen zähen

(e) *Hippocrat.* loc. citat.
Boerhaavii Aphor. No. 63. 64.
Purcet. of the Cholick p. 31.

zähen Schleimes vermittelst ihrer würksamen Theilchen, seine Stärke vermehren, und die Verdauung der in ihm enthaltenen Nahrungsmittel befördern. Und kommen sie aus den ersten in die zweiten Wege, so verdünnen sie aus eben demselben Grunde die Flüßigkeiten, reizen die festen Theile zu häufigern Schwingungen, vermehren die Geschwindigkeit des Umlaufs der Säfte, vergrößern die Würksamkeit und Schärfe der Galle, befördern die Absonderung der dünnern uod thätigern Flüssigkeiten, und verursachen eine geschwindere Ausleerung der Ausdünstungsmaterie. Aus diesem Grunde sind sie für diejenigen, welche schlaffe, träge Fasern, und einen gar zu langsamen Umlauf der Flüßigkeiten haben, und deren Gefäße mit einem überflüßigen Serum, oder einem zähen, unthätigen Phlegma angefüllt sind, von sehr großem Nutzen; für diejenigen aber, welche eine gallichte Leibesbeschaffenheit haben, oder deren Fasern bereits gar zu sehr gespannt, und denen Flüßigkeiten mit scharfen uud stechenden Theilchen versehen sind, von dem größten Schaden, den man sich nur denken kann. Unter diesen Umständen werden sie Jucken, Hautausschläge, den Scharbock, den Aussatz, starke Blutflüsse, Blutspeien, Hämorrhoiden, Entzündungen, brennende Fieber, Hitze, Durst,

arthri-

arthritische und rheumatische Schmerzen, und dergleichen (f). So wahr ist die Bemerkung des Lukrez

Tantaque in his rebus distantia differitasque est,
Ut quod aliis cibus est, aliis fuat acre venenum.

Und an einer andern Stelle:

Praeterea, nobis veratrum est acre venenum;
At capris adipes, et coturnicibus auget (g).

Die Würkungen sowohl der ersten als zweiten Classe von Pflanzen, werden zwar in etwas von einander verschieden seyn, im Verhältniß der größern oder geringern Säure, Flüchtigkeit und Reizbarkeit, und der Menge der öligten und salzigten Theilchen, als auch der Vereinigung ihrer hitzigen und scharfen oder sauern Theilchen, mit andern die süß, pulpös, öligt, zähe, zurücktreibend, einsaugend, erdigt oder herbe sind. Dieser Ursache wegen werden sie mehr oder weniger fähig, die vorerwähnten Würkungen hervorzubringen, wer-

(f) Vide autores et loc. citat.

(g) Titi Lucret. lib. IV. V. 640. etc

werden den Leib verstopfen oder öfnen, geschwinder oder langsamer durch den Harn und die Ausdünstung abgehen, und mehr oder weniger geschickt werden, irgend eine besondere Beschaffenheit der Säfte zu verändern, und solche Ausleerungen als der Fall und die Umstnde nothwendigerweise erfodern, zu vermehren, oder zu vermindern. Mich aber in die besondern Umstände dieser Materie einzulassen, und die verschiedenen Würkungen dieser und jener Mischungen, nebst den besondern Veränderungen, die vermittelst derselben in der thierischen Haushaltung hervorgebracht werden, auseinanderzusetzen, wäre eine, für die bestimmte Kürze dieser Abhandlung, gar zu weitläuftige Arbeit. Und ich bin gewiß überzeugt, daß wenn man die Regeln der Diätetik, dieses Theils der Arzneiwissenschaft, in welchem der große Hippocrates und die meisten Alten so viel geleistet haben, genauer beobachten wollte, man im Stande seyn würde, den größten Theil unserer Krankheiten, und zwar auf eine für den Patienten sicherere und leichtere Methode, obgleich vielleicht nicht so geschwinde, als durch die mehresten berühmten Arzneimittel der Apotheken, zu heilen. Auch ist dieses keinesweges der Vernunft zuwider, wenn wir überlegen, daß diese Dinge in einer viel größern Menge, ge, und anhaltender genommen werden, als es mit irgend einem Arzneimittel möglich ist, und folglich mehr im Stande sind, die hartnäckigsten Krankheiten auszurotten, welche, da sie die Folgen veralteter Gewohnheiten und festgesezter Verstopfungen sind, nothwendigerweise eine langsame und allmählige Veränderung erfodern. Ferner können sie auch durch verschiedene Verbindungs- und Zubereitungsarten in den mehresten hizigen und gefährlichen Krankheiten nüzlich gemacht werden, indem sie nicht allein die grosse und ungestüme Bewegung des Bluts und der Geister vermehren, sondern auch vermindern können, je nachdem sie diesen oder jenen Heilanzeigen gemäß angewandt werden. Auch kann man solche wählen, die zweierlei Absichten zu gleicher Zeit erfüllen, und sowohl die Gesundheit wiederherstellen, als zur Nahrung dienen können. Ich will nicht erwähnen, was für eine grosse Anzahl von Krankheiten durch eine gehörige Anwendung dieses Theils der Arzneiwissenschaft verhütet, und gleichsam in der Geburt erstickt werden würde, die jezt wegen unserer Unwissenheit seiner Regeln und ihres verkehrten Gebrauchs, äusserst hartnäckig werden, und deren verderbliche Folgen wir selten, und nicht ohne die größte Schwierigkeit aufheben können. Doch bitte ich den Leser, ja nicht zu glauben, daß ich den Gebrauch der Arzneimittel, die zu einer vollkommenern und geschwindern Wiederherstellung der Kranken nothwendig sind, gänzlich verwerfe; denn ich wollte blos den Nutzen und die Vortheile dieses Theils der Arzneiwissenschaft zeigen, welcher seitdem diese Kunst zu einem Handwerke erniedrigt, und so oft beschimpft worden ist, so wenig geachtet wird, daß man ihn kaum erträglich verstehet

— pudet nos
Haec opprobria dici et non potuisse refelli.

Die Nahrungsmittel aus dem Thierreiche sind ohne Zweifel am mehresten im Stande, den Verlust, welche unsere Körper, sowohl in ihren festen als flüßigen Theilen, wegen der beständigen Schwingungen der erstern, und der ununterbrochenen Bewegung und Verschwendung der leztern täglich erleiden, zu ersetzen. Denn die beständige Reibung der festen Theile gegen einander, muß nothwendigerweise eine große Anzahl von kleinen trennbaren Theilchen losmachen, ihren Ton allmählig schwächen, und sie zu denjenigen Verrichtungen, welche zum Wohlbefinden unserer Körper ganz unbedingt nothwendig sind, untüchtig machen. Und die flüßigen Theile bedürfen nicht weniger

niger einen beständigen Ersatz von frischer Nahrung, um den Verlust gut zu machen, welchen sie durch den Umlauf und die Verwendung ihrer Bestandtheile zur täglichen Ernährung der Fasern, und um den Körper mit solchen Säften zu versehen, die ihn in den Stand setzen, seine verschiedenen bestimmten Verrichtungen zu vollführen, und die Stelle derjenigen, welche ihren Dienst gethan haben, und nicht ohne den größten Schaden im Körper zurückbehalten werden können, zu ersetzen, erleiden.

Da nun die Theile, welche von dem Körper eines Thieres genommen worden, solche sind, die zu dieser Absicht schon bereits angewandt worden, und aus der nährenden Materie bestehen, so müssen sie auch nothwendigerweise zu diesem Endzwecke geschickter seyn, als diejenigen, so aus dem Pflanzenreiche genommen worden, weil sie durch die Würkung des Magens, der Lungen 2c. desjenigen Thieres, welches wir füttern, hiezu schon bereits zubereitet, und aus einer sehr grossen Menge hiezu weniger dienlichen Materie ausgelesen worden, wie aus der grossen Menge vegetabilischer Nahrung, welche solche Thiere, die davon leben, im Verhältniß zu der Zunahme ihrer Masse davon,

 erfodern.

erfodern, und der Menge der Excremente, welche solche Thiere ausleeren, erhellet. Leben wir von vegetabilischer Nahrung, so muß alles dieses durch die Würkung unserer eigenen Eingeweide und Säfte gethan werden, und folglich müssen die Speisen aus dem Thierreich nährender, als die aus dem Pflanzenreiche seyn. Ueberdem muß auch die hervorstechende Säure und Zähigkeit der mehresten Pflanzentheile nothwendigerweise eine grössere Stärke des Magens und der Galle erfodern, um sie in denjenigen alkalischen und flüßigen Zustand zu bringen, welcher nöthig ist, wenn sie den Körper nähren sollen, dessen Säfte alle, wie bereits gezeigt worden, ein hervorstechendes in ihnen enthaltenes Laugensalz offenbaren.

Ob aber gleich alles dieses durch die thierische Nahrung in einem größern Verhältniß als durch die vegetabilische geleistet wird, so ist doch auch die erstere in Ansehung der verschiedenen Natur und Beschaffenheit des Thieres, und des Futters von welchem es lebt, nicht wenig verschieden. Denn es ist natürlich, daß alle solche Thiere, die mit einem zähen und säuerlichen Futter unterhalten werden, wie z. B. alle grasfressenden Thiere, mit einem sich diesen Eigenschaften weit mehr nähernden

den Nahrungssafte versehen seyn müssen, als diejenigen, welche von Fleisch oder von solchen Pflanzen und Saamen leben, die ein hitziges, scharfes und aromatisches Oel, und flüchtiges Salz enthalten, deren Nahrungssaft also nothwendigerweise einen Ueberfluß an geistigen Theilchen haben, und von einer mehr laugensalzartigen Natur seyn muß. Dieses erhellet ferner aus der verschiedenen Beschaffenheit der Milch bey diesen und grasfressenden Thieren, welche doch nichts anders als ein durch die Durchsäugerung und Läuterung durch die Drüsen der Brüste, etwas veränderter Nahrungssaft ist. Denn es ist allgemein bekannt, daß die Milch von grasfressenden Thieren bald sauer wird; dahingegen die Milch von Thieren, welche durch Speisen von einer laugensalzartigen Natur erhalten werden, vielmehr übelriechend, faul und stinkend als sauer wird, so lange das Thier in einem gesunden Zustande bleibt; und folglich muß das Fleisch solcher Thiere, die diese Art von Nahrungsmitteln genießen, eine größere Menge alkalischer Salze und Geister enthalten, und von einer mehr hitzigen und stechenden Beschaffenheit seyn. Hieraus kann man nun den gehörigen Gebrauch der Milch, sowohl als Speise als Arzneimittel herleiten, und in welchen Umständen sich Frauen- Kuh-

 Esels-

Esels= oder Ziegen=Milch am besten schickt. Auch kommt noch überdem die natürliche Sinnesart und Beschaffenheit des Thieres in Betrachtung, ob es nämlich munter und lebhaft, oder träge, faul, und dumm ist; denn die Säfte, durch welche es ernähret wird, werden in diesem Falle, entweder wegen ihrer langsamen Bewegung zäher und gröber, oder durch ihre größere Geschwindigkeit, feiner zertheilt und flüchtig gemacht seyn; denn es erhellt aus sehr vielen Versuchen, daß der geistige Theil einer Flüssigkeit, nicht ursprünglich in dieser Gestalt in ihr verborgen, sondern durch die innerliche Bewegung und Reibung ihrer Bestandtheile gegen einander während ihrer Gährung hervorgebracht ist, wodurch die salzigten und öligten Theilchen getrennt und zertheilet, schärfer und reizender, und besonders leichter werden, als sie vorher waren. So giebt z. B. der Most, d. i. der ungegohrne Saft der Trauben, oder eine Abkochung von Gerste oder einer andern Getreideart, vor der Gährung viel Oel und feuerbeständiges Salz, aber keinen Wein-Geist; nach einer hinlänglichen Gährung aber, ist die Menge dieser Substanzen sehr vermindert, und man bekommt an ihrer Stelle eine verhältnißmäßige Menge Weingeist. Eben dieses gilt auch größtentheils von den thierischen Säften, welche nach der

Gäh=

Gährung oder Fäulniß, eine größere Menge von einem flüchtigen Laugensalze als vorher geben, wie aus den Destillationen des Bluts, Harnes und dergleichen erhellet. Hieraus folgt also ganz natürlich, daß weil alle unsere hitzigen, alkalischen und würksamen Salze und Geister, blos das Produkt einer größern Bewegung sind, diejenigen Thiere, deren Säfte mit der größten Geschwindigkeit und am ungestümsten im Umlaufe sind, aus würksamern und feinern Theilen bestehen, und eine Nahrung hergeben müssen, die von derjenigen äusserst verschieden ist, welche Thiere, deren Flüßigkeiten zähe sind, und sich träge und langsam bewegen, verschaffen; und folglich daß diese Art von Speise für Körper von gar zu schlaffen und unreizbaren Fasern, deren Blut mit einer zähen und serösen Materie überladen ist, und bei denen sich die Flüßigkeiten gar zu langsam und schwach bewegen, sehr nüzlich seyn muß.

Hieraus können wir nun die Natur und Beschaffenheit der ganzen thierischen Welt, nicht allein in Rücksicht auf uns, als unsere Nahrung, sondern sogar in Ansehung aller ihrer sowohl natürlicher als Verstandeskräfte in wechselseitiger Beziehung auf einander, mit einem Blicke übersehen. Hieraus können wir nun erkennen, in welchen Leidesbeschaffenheiten und in welchen Umständen jede besondere Gattung, je nachdem sie mehr oder weniger mit diesen scharfen, alkalischen und feurigen Salzen und Schwefeln versehen ist, oder aus mehr milden, sanften, öligten, und schleimigten Theilen bestehet, am schädlichsten oder heilsamsten ist. Hier haben wir den Grund, warum solche Thiere, die von Fleisch oder seinen Bereitungen, oder andern ähnlichen Dingen leben, gemeiniglich thätiger, listiger, kühner und verwegener als diejenigen sind, welche durch eine gröbere und zähere Nahrung ernähret werden; weil nämlich ihre Flüßigkeiten mit flüchtigen alkalischen Geistern versehen, ihre Fasern gespannter und elastischer, und gegen den schwächsten Eindruck empfänglich sind. Hieraus sehen wir, warum die vierfüßigen Thiere, welche von grasartigen Pflanzen leben, nicht blos furchtsamer als die erstern sind, sondern auch für gesunde Leibesbeschaffenheiten die zuträglichste Nahrung abgeben; denn ihre Flüßigkeiten sind zwar hinlänglich, aber nicht im Uebermaaß, mit alkalischer Nahrung versehen, und es fehlen ihnen diejenigen gar zu feurigen und flüchtigen Theilchen, welche bei Thieren, die durch eine hitzigere und reizendere Nahrung unterhalten werden, im Ueberfluß vorhanden sind. Hieraus sehen wir ferner, warum die-

diejenigen Vögel, welche von hitzigen und reizenden Saamen leben, und in beinahe beständiger Bewegung sind (wie z. B. die mehresten kleinen Vögel), die nährendste und am meisten alkalische Nahrung geben; warum das Fleisch von zahmen und Hausthieren, die gemeiniglich ein träges, faules Leben führen, und dem Ungestüm des Wetters weniger ausgesezt sind, schlaffer und lockerer ist, als derjenigen Thiere, die wild, und an beschwerliche Leibesübungen gewöhnt sind; warum das Fleisch aller jungen Thiere, deren Fasern durch die Bewegung und die beständige Würkung der Flüßigkeiten auf sie, noch nicht verhärtet worden, schlaffer und zarter ist, warum ihre Flüßigkeiten milder und schleimigter und weniger mit scharfen Theilchen als bei alten versehen, und folglich denjenigen, die eine hitzige, gespannte und cholerische Leibesbeschaffenheit haben, angemessener sind. Endlich erkennen wir hieraus die verschiedenen Naturen und Beschaffenheiten aller, sowohl Wasser- als Landthiere, die verschiedenen Eigenschaften frischer und eingesalzener Fische, solcher, die in einem klaren und fließenden Wasser leben, oder sich in stillstehenden Seen und Teichen aufhalten, oder von Natur lebhaft oder träge sind.

Auch können wir aus dem Gesagten eben so leicht all die verschiedenen Würkungen herleiten, welche aus der mannigfaltigen Koch- und Bereitungsart unserer Speisen, von was für einer Art sie auch seyn mögen, entspringen. Hieraus erhellet der verschiedene Grad der Feuchtigkeit in gesottenen und gerösteten Speisen — Hieraus können die Würkungen der Brühen, Gallerten ꝛc. ꝛc. hergeleitet werden — Hieraus erkennen wir die Würkungen getrockneter, eingesalzener, gewürzter, gebratener, und gekochter Speisen — Hieraus erhellen die Folgen aller unserer Suppen, Saucen, Salzbrühen ꝛc., sie mögen nun von einer hitzigen scharfen, salzigen, aromatischen und alkalischen, oder sauern, kühlenden, wässerigten, milden, süßen, oder öligten Natur seyn; wie auch ihre verschiedenen Zusammensetzungen, welche aus ihren verschiedenen Mischungen und Verhältnissen entstehen.

Aus demjenigen, was von unseren festen Nahrungsmitteln gesagt worden, kann man auch leicht die verschiedenen Würkungen, welche die meisten Arten von Flüßigkeiten, die als gewöhnliche Getränke, oder sonsten im Gebrauche sind, auf unsere Körper haben, erklären. So müssen dünne, kühlende, wässerigte und ungegohrne Flüssigkeiten

sigkeiten nothwendigerweise in solchen Fällen, und für solche Leibesbeschaffenheit nüzlich seyn, wo säuerliche Früchte und Pflanzen, mehligte Zubereitungen, und dergleichen dienlich sind. Und die hitzigen, weinartigen, und geistigen Feuchtigkeiten, befördern bei denjenigen, die eine gespannte und gallichte Leibesbeschaffenheit haben, diejenigen Krankheiten, welche von hitzigen und scharfen Nahrungsmitteln entspringen. Gegentheils sind bittere, aromatische, geistige, und mäßig zusammenziehende Flüßigkeiten, für diejenigen, die schlaffe und träge Fasern haben, bei denen die Ausdünstung vermindert, und die Bewegung der Flüßigkeiten gar zu langsam ist, von dem größten Nutzen, und kühlende Getränke befördern bei diesen Leibesbeschaffenheiten die Krankheiten, welche Folgen von säuerlichen, wässerigen und zähen Speisen sind.

Hieraus lassen sich auch die Würkungen des Koffees, Thees, und anderer ähnlichen Flüssigkeiten erklären, die unter dem Frauenzimmer so sehr im Gebrauche sind, und ihnen wie ich nicht zweifle, so oft zum Schaden gereichen. Die Bitterkeit und Schärfe einiger von ihnen, besonders aber des Koffees, der ein hitziges, scharfes und brenzlichtes Oel nebst einem reizenden Salze enthält, ist einigen; so wie gegentheils die grosse Menge Wasser bei dem Thee andern schädlich; denn diejenigen, welche eine hitzige, gespannte und cholerische Leibesbeschaffenheit haben, werden den erstern nicht lange vertragen können, und denjenigen, welche einen schlaffen und phlegmatischen Körper haben, wird der anhaltende Gebrauch des leztern sehr schädlich seyn.

Versuch

über die

ansteckenden Krankheiten,

besonders aber

über die Pocken, Masern, faulen, bös-artigen und pestilentialischen Fieber.

Letiferis calidi spirarunt flatibus austri
Constat et in fontes vitium venisse, lacusque,
Omnia languor habet, sylvisque, agrisque, viisque
Corpora foeda jacent, vitiantur odoribus aurae,
Afflatuque nocent, et agunt contagia late.

Ovid.

Auszugsweise aus dem Englischen übersezt.

Vorrede.

Ich glaube mich nicht entschuldigen zu dürfen, daß ich in dieser kleinen Abhandlung die Ursachen einiger der schrecklichsten Krankheiten, welche das Menschengeschlecht befallen, zu entdecken, und ihre Erscheinungen zu erklären versucht habe, wenn die Ausführung auch nicht nach Wunsche gerathen seyn solte; und besonders zu einer Zeit, da nicht allein verschiedene von ihnen mit ungewöhnlicher Heftigkeit unter uns wüthen, sondern wir auch täglich mit dem schreckenvollen Elend einer verheerenden Pest bedrohet werden. Ich habe mich bemühet, diese Krankheiten eben so einfältig zu machen, als diejenigen sind, welche den Aerzten täglich vorkommen; eben so verständlich von ihnen zu sprechen, und die

die würklichen Veränderungen in der thierischen Haushaltung, nach den Grundsätzen der neuern Philosophie zu erklären.

Die Gelehrten, welche vor mir über diesen Gegenstand geschrieben, haben diesen Theil davon ganz vernachläßigt, als eine Materie, die so leicht und deutlich wäre, daß sie ihrer Meinung nach keiner Erklärung bedurfte. Ich glaube auch, daß es in Ansehung ihrer der Fall ist; wie leicht aber auch diese Erscheinungen zu erklären seyn mögen, so ist es doch nicht jedermanns Sache, wie bekannt er auch mit der Ausübung unserer Kunst seyn mag, sich die Mühe zu geben, sie herzuleiten; und für diese vorzüglich, ist diese kleine Abhandlung bestimmt; und wenn sie ihnen irgend einen Nutzen leistet, so werde ich den Endzweck erreicht haben, welchen ich mir vorgesezt hatte.

York, den 1sten Jun. 1721.

Erstes Hauptstück.

Was ansteckende epidemische, und pestilentialische Krankheiten sind.

Ansteckende Krankheiten sind nach dem Begrif der Aerzte solche, die uns durch die Luft, oder die Ausflüsse kranker Körper mitgetheilt werden können.

Wenn die Ursache, welche diese Krankheiten hervorbringt, allgemein ist, und nicht durch besondre Eigenschaften besonderer Oerter veranlaßt, sondern durch eine fremde oder entfernte Ursache verursacht wird, so nennt man sie **Epidemische Krankheiten.**

Die Ursachen dieser Krankheiten müssen also entweder in der Luft erzeugt, oder durch die in ihr schwebenden Ausflüsse thierischer, vegetabilischer oder mineralischer Substanzen hervorgebracht werden. Und folglich müssen die Würkungen der ansteckenden Theilchen nach der Beschaffenheit der

Körper, von welchen sie hervorgebracht worden, und in so fern sie durch die mannigfaltigen Verbindungen, deren sie fähig sind, mehr oder weniger verderblich werden, äusserst von einander verschieden seyn.

Wenn eine von diesen Ursachen so verheerend ist, daß sie nicht blos ansteckt, sondern auch alle oder die mehrsten von denen, auf welche sie würkt, ums Leben bringt, so wird diese Krankheit eine **Pest** genannt.

Zweites Hauptstück.

Von der Witterung und den Plätzen, welche die Entstehung pestilentialischer Fieber begünstigen — Von den verschiedenen Ursachen der Pest.

Alle, sowohl ältere als neuere Aerzte, haben es beständig beobachtet, und durch sehr viele Beispiele bestätigt, daß eine heiße und feuchte Witterung, mit Südwinden verbunden, gemeiniglich der Vorbote bösartiger und pestilentialischer Fieber ist. So bemerkt **Hippocrates**, daß die Beschaffenheit der Luft, welche vor dem bösartigen Fieber, welches er im dritten Buche seiner Volkskrankheiten beschreibt, vorherging: „windstill, feucht und süd„lich war, und auf eine heiße und trockene Jahres„zeit folgte; der Winter windstill, wolkigt, regnigt, „warm und südlich war; daß um die Zeit der Tag „und Nachtgleiche, Nordwinde mit Schneegestö„ber wehten; daß der Frühling windstill und süd„lich, mit großen Regen; der Sommer aber heiß, „mit wenig Wind, und viel Regen gegen die „Hundstage war“ (a).

 Einige

Einige Schriftsteller haben, verleitet durch die Ueberschrift dieses Buchs seiner Volkskrankheiten, nämlich Κατάστασις Λοιμώδης, d. i. die pestilentialische Constitution, geglaubt, daß die Krankheiten, von denen hier gesprochen wird, eben dieselbe schreckliche Pest war, die **Thucydides** beschrieben hat, welche in **Aethiopien** ihren Ursprung nahm, von da durch **Lybien** und **Aegypten** ging, ganz **Persien, Phönicien, Judäa, Griechenland**, und **Cölo-Syrien** verheerte, und gewiß eine der schaudervollsten Niederlagen in der Welt anrichtete. Wenn man sich aber die Mühe geben will, die Zufälle der hier vom **Hippocrates** beschriebenen Fieber, mit den Zufällen zu vergleichen, welche dieser genaue Geschichtschreiber (b), der ihre traurigen Würkungen an sich selbst erfahren, und an vielen andern beobachtet hat, anführt, so wird man finden, daß zwischen diesen Krankheiten nicht die geringste Aehnlichkeit ist; denn die einen waren höchst ansteckend, und bei den andern war nicht der geringste Schein einer pestilentialischen Ansteckung zu bemerken. Auch Ga-

(a) *Hippocrat.* Epidem. lib. III. Sect. 3.
Galen. Comment. in hunc loc.
Titi Lucret. lib. VI.

(b) *Thucydides* lib. II.

Galen, der beste Ausleger des Hippocrates, muthmaßt in seinem Commentar über dieses Buch der Volkskrankheiten, daß diese Ueberschrift unächt ist, obgleich sowohl er, als andere beobachtet haben, daß eine solche Beschaffenheit der Luft diesen Krankheiten vorhergeht.

Ferner bemerkt man auch, daß **pestilentialische und bösartige Fieber** in denjenigen Ländern am häufigsten sind, die ein heißes und brennendes Clima haben, und besonders wenn es in solchen Jahreszeiten regnet. So bricht in Aegypten und einigen andern Theilen von **Afrika**, wenn es in den Monaten **Julius** und **August** regnet, die Pest gewöhnlich in dem folgenden **September** aus (c).

Dieses ist in solchen Oertern, die nicht nur in dem vorerwähnten Clima liegen, sondern denen es auch an einem beständigen Zufluß von einer reinen und klaren Luft mangelt, noch merklicher. Ein Beispiel hievon giebt uns **Groß-Cairo**, welches ausserdem, daß es den gemeinen Ungemächlich-

(c) *Joan. Leon.* Histor. Afric. lib. I. cap. 10.
Purchas Pilgrim. lib. VI. cap. 17.
Athan. Kircheri Scrutin. Pestis. p. 179.

lichkeiten des Landes unterworfen ist (nämlich einem heißen und brennenden Clima, einer niedrigen und flachen, vorzüglich den warmen Winden ausgesezten Lage, die zum gemeinen und gewöhnlichen Gebrauche der Einwohner kein Wasser giebt, sondern ein stinkendes und stillstehendes, das in Cisternen und Canälen aufbewahrt wird, die jährlich durch das Austreten des Flusses angefüllt werden, und die Luft durch faule Dünste und Ausdampfungen verunreinigt, welche von den thierischen und vegetabilischen Theilen und andern Substanzen, die durch den Fluß heruntergeführt und zurückgelassen worden sind, entstehen) dicht unter dem Bergschlosse liegt, welches jeden Wind auffängt, daß dadurch eine so unausstehliche Hitze entsteht, die sehr viele Krankheiten erzeugt (d).

Daß dieses würklich der Grund ist, warum diese Krankheiten häufiger an diesen Oertern, als an andern, die in demselben Clima befindlich sind, herrschen, erhellet daraus, daß sie in solchen Plätzen, welche zwar eben so heiß sind, aber eine von Dünsten freie Luft genießen, so selten bekannt werden.

(d) *Thevenot's* Travels, Part. I. p. 128.

(e) *Piso* Hiftor. Ind. et Brafil.

den. So wüthet z. B. die Pest in **Numidien** und einigen andern Theilen von Afrika, kaum alle hundert Jahre einmal; und fast ganz und gar nicht in dem Lande der **Neger** (f).

Die andern Ursachen dieser Fieber, sind den Beobachtungen zufolge: die stinkenden Dünste stillstehender Wasser bei heißem und windstillem Wetter; faule Ausdampfungen der Erde; Pflanzen, und thierische Theile, welche in der freien Luft faulen; oder der Genuß verdorbener und ungesunder Nahrungsmittel.

Von der erstern Art war die Ursache zu **Selinis**, die durch die stinkenden Ausdünstungen der nahe gelegenen stillstehenden Wasser veranlaßt wurde, und welche der scharfsinnige **Empedocles** wegschafte, indem er durch einen frischen Wasserstrom, den er aus zween Flüssen des benachbarten Landes herleitete, ihre Graben von dem Schlamme reinigte (g).

 Zu

(f) *Purchas* Pilgrim. lib. VI, cap. 13.

(g) *Plutarchi* lib. περὶ πολυπραγμοσύνης.

Die Ursache, welche der Verfasser hier von dem Ursprung der ansteckenden und bösartigen epide-

Zu der zweiten Classe können die pestilentialischen Fieber gerechnet werden, welche ebenderselbe große Philosoph von **Agrigent** vertrieb, indem er die Mündungen einiger benachbarten Berge, deren verderbliche Dämpfe das angrenzende Land angesteckt hatten (h), verstopfen ließ; wie auch diejenigen,

epidemischen Krankheiten gegeben hat, ist viel häufiger und allgemeiner, als man gemeiniglich glaubt, und verdient vollkommen den ihr vor allen übrigen gegebenen Rang und Vorzug. Denn daß die Einwohner von Selinis, die in einer solchen Atmosphäre lebten, mit einer pestilentialischen Krankheit befallen wurden, kann demjenigen nicht seltsam vorkommen, der da überlegt, daß die schärfsten, caustischsten und giftigsten Pflanzen, welche im Pflanzenreiche vorhanden sind, in den stinkendsten und faulsten Wassern wachsen, und von ihnen ihre schädliche Eigenschaften erlangen. Die Alten sahen diese Quelle der traurigsten Unglücksfälle, welche dem Menschengeschlechte zustoßen, so gut ein, daß sie nach ihrer Mythologie den bösen Göttern die stygischen Wasser zum Aufenthalt gaben, als ein Behältniß alles Uebels, daraus sie ihre Rache würksamer auf das Menschengeschlecht ausgiessen konnten.

Pestis et ira Deum Styglis sese extulit undis.

(h) *Diog. Laert.* in Vita Empedocl.

gen, deren **Ammianus Marcellinus** gedenkt, die in **Seleucia** ausbrachen, in einem großen Theile von **Griechenland**, **Italien** und **Parthien** wütheten, und von dem Eröfnen eines alten Gewölbes in dem Tempel des **Apollo** entstanden waren.

Zu der dritten gehören diejenigen, welche von den Theilen der Pflanzen und Thiere, besonders aber der menschlichen Gattung, welche in der offenen Luft faulen, hervorgebracht werden. Hieher gehört diejenige, deren **Livius** erwähnt, und die so ansteckend war, daß sie sich selbst über einen großen Theil **Italiens** verbreitete, und von den Leichnamen der **Römer** und **Fidenater**, die auf dem Schlachtfelde unbegraben liegen geblieben waren, ihren Ursprung nahm (i). Dieser ähnlich ist diejenige, welche im Jahr 1600 von derselben Ursache in **Deutschland** entstand; ferner diejenige, deren **Ambrosius Paräus** gedenkt, und sie auch derselben Ursache zuschreibt; und endlich diejenige, deren **Diodorus Siculus** erwähnt, und die durch die große Menge von Heuschrecken veranlaßt wurde, welche der Wind in die See geworfen, und die

(i) *Titi Livii* Hist. Roman.

die Wellen haufenweise auf das Ufer getrieben hatten. Hieher muß man auch die bösen und pestilentialischen Fieber rechnen, welche in Lägern und bei Belagerungen so häufig vorkommen, und besonders in den heißen östlichen Ländern, deren zahlreiche Armeen häufig die traurigen Würkungen dieser stinkenden Dämpfe empfinden; welches auch den großen Caravanen der Mahomedaner in ihren jährlichen Wallfahrten nach Mekka begegnet (k).

Zu

(k) Ausser demjenigen, was der Verfasser hier als einen Beweis für den giftigen Zustand der Atmosphäre zu besondern Zeiten und Jahreszeiten in gewissen Ländern angeführt hat, verdient noch angemerkt zu werden, daß die Thaue, welche in solchen Oertern, wo einer der vorhergehenden Umstände eintrift, entstehen, den überzeugendsten Beweis abgeben, daß die Luft bei solchen Gelegenheiten würklich mit Theilchen angeschwängert ist, welche sowohl für die Pflanzen als Thiere zerstöhrend sind; und zwar so sehr, daß die Pflanzen und Früchte, auf welche sie von ohngefähr einmal gefallen sind, nicht blos sogleich verwelken, und zu faulen anfangen; sondern auch, statt wie vorher eine unschädliche und gesunde Nahrung abzugeben, jezt in ein verderbendes Gift verwandelt sind, das vorzüglich auf

ihrer

Zu der lezten gehören diejenigen pestilentialischen Fieber, welche von einem vorhergegangenen Hunger ihr Entstehen haben; wie z. B. die in Judäa, zur Zeit des Herodes herrschte (l), als die Erndte durch die große Hitze und lange Trockenheit vernichtet, nud der ärmste Theil des Volkes wegen Mangel an Nahrungsmitteln, von solchen Speisen Gebrauch zu machen gezwungen war, die ungesunde und faule Säfte gaben.

ihrer Oberfläche befindlich ist, und wenn es von der Frucht vollkommen abgesondert worden, so scharf ist, daß es in der thierischen Haushaltung die schaudervollsten Erscheinungen hervorbringt, auf der Haut Blasen macht, wenn es sie berühret, und oft in denjenigen Organen, welche die unglücklichen Werkzeuge waren, die es weiter in das Blut führten, krebsartige Excoriationen verursacht. Die Wahrheit dieser Beobachtung kann der Leser durch viele auffallende und glaubwürdige Beispiele, die in den Miscellaneis curiosis weitläuftig angeführt sind, bestätigt finden.

(l) Josephi Antiqu. Judaeor. lib. XV. cap. 12.

Drit-

Drittes Hauptstück.

Würkungen einer heißen und feuchten Luft — Entstehung fauler und bösartiger Fieber — Von der Fäulniß und Gährung — Ausflüsse von faulen Körpern, was sie sind — Wie die Ansteckungstheilchen hervorgebracht und fortgepflanzt werden — Warum die Pest aufhört.

Die Veränderungen, welche durch die vorerwähnten Ursachen in der thierischen Haushaltung hervorgebracht werden, hängen entweder von der vermehrten Wärme und Feuchtigkeit der Luft ab; oder werden von den besondern Ursachen fauler und ansteckender Theilchen, welche in ihr schweben, verursacht; oder sind die vereinigten und verbundenen Würkungen beider zusammen.

Die Veränderungen, welche in dem Körper durch eine größere, ihn beständig umgebende Hitze, im Fall sie nicht gar zu groß ist, hervorgebracht werden, bestehen in einer Verdünnung der Säfte, einer Erschlaffung der Fasern auf der Oberfläche des Körpers, und einem größern Zufluß der Flüssigkeiten nach derselben; wovon eine reichlichere Ausleerung der Ausdünstungsmaterie die Folge ist.

Dauert

Dauert dieses in einem größern Verhältnisse, als im natürlichen Zustande fort, so wird das Blut nach und nach seiner wässerigen und geistigen Theile beraubt, der seröse Theil desselben bleibt mit scharfen und reizenden Salzen mehr überladen zurück, und die groben, erdigten, öligten und zähen Theilchen werden durch ihre größere Annäherung und ihren stärkern Zusammenhang fester mit einander vereinigt.

Diese größere Hitze oder Menge von Feuer-Theilchen, welche den Körper beständig umgeben, werden nothwendigerweise von demselben eingesogen, und mit den salzigten, schwefelichten und andern Theilchen auf eben die Art vereinigt werden, wie wir sehen, daß es mit andern Substanzen, sowohl festen, als flüßigen (m) geschieht; ferner werden sie durch die vermehrte Geschwindigkeit des Umlaufs, und die Reibung der Theilchen gegen einander, dieselbe flüchtiger, stechender und reizender machen; und folglich wird das Blut aus gröbern und mehr verdickten oder geronnenen Theilchen, und die noch dazu schärfer und reizender als im gesunden Zustande sind, bestehen.

Wenn

(m) *Boyle's* Experim. Nov. de Pond. Ignis et Flam *Newtoni* Optice Quaest. 21. et 22.

Wenn nun solchergestalt das Blut verdorben ist, so müssen auch die übrigen thierischen Säfte verhältnißmäßig ausarten, und die Nervenflüßigkeit, welche aus den flüchtigsten und feinsten Theilchen bestehet, nicht nur zäher, sondern auch schärfer und reizender werden, und eine ungleichmäßige Textur und Flüßigkeit erlangen.

Wenn nun dieses der Zustand des Bluts und der andern Säfte des Körpers ist, so ist leicht zu begreifen, wie ein sehr bösartiges Fieber von geringfügigen und gemeinen Ursachen hervorgebracht werden kann. So z. B. wenn die Ausdünstung durch eine Verkältung unterdrückt wird, oder die Gefäße durch Fehler in der Diät und andern nicht natürlichen Dingen angefüllt werden, so wird die Schwere der zu bewegenden Flüßigkeit vermehret, und der Umlauf schwächer und langsamer werden. Hiedurch wird nun die innerliche Bewegung der Bluttheilchen vermindert, die zähen Theile werden stärker und in größerer Menge als vorher zusammenhängen, und die haarförmigen Gefäße, besonders in den äussern Gliedmaßen verstopfen, und nothwendigerweise eine Kälte, Dehnen, Gähnen, Trägheit rc. rc. die beständigen Begleiter des Anfangs der Fieber hervorbringen; und alles dieses wird mit der zurückgehaltenen Menge und der Zähigkeit der zu bewegenden Flüßigkeit im Verhältniß stehen.

Diese Unordnungen müssen natürlicherweise sehr vermehrt werden, weil die Elasticität der Luft durch die Hitze geschwächt wird, die Lungenbläschen weniger ausgedehnt, und die Blutkügelchen weniger zertheilt und getrennt werden; und diese Folgen müssen um desto eher entstehen, wenn die übermäßige Hitze der Luft mit einem Uebermaaß von Feuchtigkeit verbunden ist, weil Hitze mit Feuchtigkeit verbunden, natürlicherweise den Ton der Fasern und Gefäße schwächet, und ihre Elasticität vermindert. Da nun hiedurch die Menge der Lebensgeister abnimmt, und ihre Bewegung geschwächt wird, so wird die Zusammenziehung des Herzens und anderer Muskeln schwächer und matter, und da sie durch die Schärfe der umlaufenden Flüßigkeiten gereizt werden, so müssen sie sich häufiger als im natürlichen Zustande zusammenziehen, wovon Schwäche, Ohnmacht, Durst, und Niedergeschlagenheit der Geister die Folge ist.

Diese und die vorhergehenden Zufälle dauern nothwendigerweise so lange fort, bis die grobe und zähe Materie durch die Würkung der haarförmigen Gefäße erschüttert und losgemacht, und durch die Stärke der umlaufenden Flüßigkeiten in die Blutadern geführt wird, wo sie mit den übrigen Säften so lange umläuft, bis sie entweder zertheilet und ausgesondert, oder wieder in die haarförmigen Gefäße gebracht wird, und neue Unordnungen erreget.

Wenn nun zu dieser üblen Beschaffenheit der Luft, noch eine Anzahl von scharfen reizenden Theilchen hinzukömmt, welche entweder in dem Körper erzeugt worden, oder in der Luft schwebten, und dem Blut mitgetheilt wur en, und die thierischen Säfte so zu geliefern im Stande sind, daß sie Körperchen von einer solchen Gestalt und Größe bilden, welche die haarförmigen Gefäße hartnäckiger verstopfen, und zu gleicher Zeit die nervigten Theile reizen und zerfressen, so müssen die vorhergehenden Zufälle äusserst verschlimmert, und ein Fieber von einer bösartigen Natur hervorgebracht werden.

Hieraus muß nun eine heftige Gegenwürkung oder eine Art von Wiederstreit zwischen den Theilchen der Flüßigkeiten entstehen, indem die

zähen

zähen und geronnenen Theile des Bluts den Umlauf der Säfte gewissermaßen hindern, und die scharfen, flüchtigen und feurigen Theile, andere die flüßiger sind, bis zum höchst möglichsten Grade der Schärfe und Flüchtigkeit auflösen, und verdünnen.

Nun kann man leicht einsehen, warum die Bewegung des Bluts in einigen Theilen wegen des Zusammenhangs der zähen Theile schwächer, in andern aber wegen der Schärfe der zu bewegenden Flüßigkeit, der mannigfaltigen Würkung der Theilchen auf einander, und auf die Gefäße, in welchen sie enthalten sind, geschwinder seyn muß; ferner wie sehr diese leztern im Verhältniß zu der Menge und Beschaffenheit der Bestandtheile, verschieden seyn können.

Hieraus sehen wir nun auch die Ursache von der abwechselnden und unbeständigen Hitze und Kälte, die in verschiedenen Theilen des Körpers zu gleicher Zeit empfunden werden, von der großen Unruhe und Aengstlichkeit, und den unbeständigen und besondern Schweißen, dem Wachen, Zittern, den spannenden Kopfschmerzen und dergleichen mehrerern Zufällen ein.

Ehe ich aber zur Erklärung der Natur eines wahren pestilentialischen Fiebers fortgehe, muß ich noch anmerken, daß obgleich die vorerwähnte faule Disposition gemeiniglich einer pestilentialischen Beschaffenheit der Luft vorhergeht, man doch meines Wissens nie beobachtet hat, daß durch diese Ursachen allein, bei ihrem ersten Angrif, eine würkliche Pest, oder pestilentialische Seuche, ohne eine vorhergegangene Ansteckung, die nun entweder von aussen hineingebracht, oder durch die vermehrte Fäulniß der Luft, und die giftigen Ausdünstungen kranker Körper vergrößert war, hervorgebracht worden ist.

Man hat zwar gefunden, daß die faule Luft der Läger in heißen Ländern oftmals pestilentialische Fieber hervorbringt; aber dieses geschieht nie gleich anfangs; denn die Krankheiten, welche zuerst erscheinen, sind Flüsse, faule, und nachher bösartige Fieber; und wenn diese sich verschlimmern, und durch die giftigen Ausflüsse kranker Körper und die vermehrte Fäulniß der Luft fortgepflanzt werden, so nehmen sie allmählig so lange zu, bis sie pestilentialisch und äusserst ansteckend werden.

Da nun die Fäulniß blos eine Art von Gährung ist, durch welche die Theilchen eines faulenden Körpers in eine innerliche Bewegung gesezt sind, und durch ihre Würkung und Reibung gegen einander zertheilt und kleiner gemacht werden, und da auch alle gährende Substanzen eine große Menge von brennbaren Partikelchen ausstoßen, so folgt natürlicherweise: daß die feinsten und würksamsten Theilchen eines faulenden Körpers in die Luft erhoben werden, und in derselben schweben.

Diese Ausflüsse bestehen aus den feinsten und flüchtigsten salzigten und öligten Theilchen, welche von dem groben Oel, und dem erdigten Theile losgemacht und in Freiheit gesezt sind, wie aus der Destillation solcher Substanzen, die eine große Menge von einem reizenden und flüchtigen Salze geben, erhellet. Ferner ist zu bemerken, daß die feinen Oeltheilchen, welche specifisch leichter sind, und geschwinder als die salzigten verdünnt und zertheilt werden, in dem Anfange der Gährung oder Fäulniß, in größerer Menge als die schwererern Salze abgesondert werden, die entweder mehr verdünnt und flüchtiger gemacht werden müssen, oder eine größere Kraft als die erstern erfodern, um sie in die Luft zu erheben, und in derselben zu erhalten;

ten; und folglich werden diese Salztheilchen erst denn, wenn die Gährung eine Weilzeit angehalten hat, am häufigsten abgesondert, wie wir auch finden, daß es bei allen gährenden Flüßigkeiten, dem Wein, Bier, Cyder und dergleichen geschiehet. Alle diese Dinge lassen während der Gährung eine Zeitlang mehr würksam verdünnte Oel- und Wein-Geist- als Salz-Theilchen fahren, denn diese leztern erfodern eine längere Zeit zu ihrer Verdünnung, und werden nicht eher in die Höhe gehoben, als bis die erstern beinahe gänzlich ausgedünstet sind, wie man sehen kann, wenn man die Dünste von gährenden Flüßigkeiten, und denjenigen, die durch die Destillation sauer geworden sind, auffängt; und folglich bestehen die Ausdünstungen von faulen Körpern nach einiger Zeit meistentheils aus Salztheilchen, die sehr verdünnt und flüchtig geworden, und keinesweges durch öligte Theilchen eingewickelt und dadurch unschädlich, ja oft nüzlich gemacht, sondern blos, und äusserst scharf und reizend sind.

Wie wenig eine mit solchen Theilchen beladene Luft zum Athemholen taugt, sehen wir aus den Versuchen des Herrn **Boyle**; der verschiedene Thiere in einen mit fauler Luft angefüllten Recipienten

pienten einschloß, von denen die mehresten mit unglaublicher Unruhe, sogar eher, als im luftleeren Raume starben; und aus den schädlichen Würkungen, welche die Ausdünstungen, von Gewölben, Berggruben, der Hundsgrotte und dergleichen, haben.

Ausser dieser Unfähigkeit einer solchen Luft, die Lungenbläschen auszudehnen, können wir diese kleinen und stechenden Theilchen auch als so viele Reize oder Lanzetten betrachten, welche auf die Häute des Magens, der Lungen, und anderer Gefäße würken, und sie durchdringen. Aus diesem Grunde ist sie nicht allein im Stande, große Unordnungen, als Entzündungen, Schmerzen, Uebelbefinden, Aengstlichkeit, Brechen 2c. 2c. in dem Magen und den nervigten Theilen hervorzubringen; sondern reizt auch, wenn sie ins Blut geführt wird, die kleinen Gefäße, setzet die umlaufenden Flüßigkeiten, nach dem Verhältniß der Menge und Beschaffenheit der Ansteckungstheilchen in Gährung, löst sie auf, oder geliefert sie.

Es ist auch nicht unwahrscheinlich, daß durch die mannigfaltige Würkung der Theilchen auf einander, und ihre verschiedene Verbindungen in einer stockenden Luft, Partikelchen gebildet werden können, die ganz andere Eigenschaften haben, und in Ansehung ihrer Stärke, ihre ursprünglichen Salze und ersten Grundstoffe sehr weit übertreffen; wie wir es am Sublimat, den Spießglasbereitungen, und andern chemischen Produkten, sehen.

Gesezt nun, daß das Blut mit diesen Partikelchen gesättigt ist, und durch sie ein bösartiges Fieber hervorgebracht wird, so wissen wir alle, daß das Blut in diesem Zustande eine große Menge von feinen und würksamen Theilchen durch die Ausdünstungs= Speichel= und andere Ausführungs=Gänge des Körpers aussondert, wodurch nicht allein die benachbarte Luft mit einer großen Menge von ihnen überladen, und zur Hervorbringung schädlicherer Würkungen, als die erstern waren, geschickt werden muß, sondern die Partikelchen, welche ausgesondert werden, müssen auch reizender und schärfer als die erstern seyn, da sie durch die Stärke des Fiebers feiner zertheilt und verdünnt sind, als diejenigen, so in der vorhergehenden Beschaffenheit der Luft, wo ein so würksames Mittel fehlte, befindlich waren, und folglich ein sehr ansteckendes und gefährliches Fieber hervorbringen. Dieses wird denn besonders der Fall seyn, wenn

die

die Ansteckung gegen das Ende der Krankheit geschehen, zu einer Zeit, da die Salztheilchen mehr erhöhet und flüchtiger gemacht sind, und in grösserer Menge ausgesondert, und hiedurch zur Hervorbringung einer ansteckenden Seuche geschickter werden.

Denn das Blut kann unter diesen Umständen, wie vorher zu verstehen gegeben ist, nicht unschicklich mit einer gährenden Flüßigkeit verglichen werden, deren Theile in einer beständigen Bewegung sind, und in einem fort grosse Mengen von feinen und würksamen Geistern absondern, welche eine eben solche Gährung zu erregen, und dieselben Eigenschaften in Körpern von gleicher Gattung hervorzubringen, im Stande sind, wie aus unserer Art Ale, Bier rc. rc. mit Häfen zur Gährung zu bringen, und dem sauern Gährungsmittel, dessen man sich zur Verfertigung des Essigs rc. bedienet, erhellet.

Diesem gemäß bemerken wir, daß das Blut sowohl in verschiedenen Krankheiten als verschiedenen Thieren, eine große Menge von würksamen Theilchen absondert, die, wenn sie mit dem Blute einer gesunden Person vermischt werden, oben die-

 selbe

selbe Gährung und Unordnung, welche in dem kranken Thiere, von dem sie ausdünsteten, statt fand, in den thierischen Säften zu erregen im Stande sind, wie dieses bei den Pocken, Masern, dem Speichel eines tollen Hundes der Fall ist.

Wenn dieses nun die Beschaffenheit des Bluts und der andern Säfte, in denjenigen Fiebern ist, welche wir pestilentialische nennen, so ist es offenbar, daß woraus auch die Theilchen der Ansteckungsmaterie bestehen mögen, sie doch Eigenschaften haben müssen, vermöge deren sie die thierischen Säfte geliefern, die Fasern zu häufigen Schwingungen reizen, in den haarförmigen Gefäßen Verstopfungen hervorbringen, und das Blut nebst den andern Säften des Körpers äusserst scharf und reizend machen, wie sowohl hieraus, als den vorhergegangenen Sätzen erhellet; denn die Zufälle und Folgen, sind bei übrigens ganz gleichen Umständen, eben dieselben, die Krankheit mag nun allmählig bis zu dieser Höhe gestiegen, oder blos von äusserlich angebrachten Ansteckungs-Theilchen entstanden seyn.

Dieses ist meiner Meinung nach die Art, wie diese ansteckenden und pestilentialischen Theilchen

in

in denjenigen Plätzen, die ihnen am mehresten unterworfen sind, anfänglich erzeugt und hervorgebracht, und von da zuerst in die Nachbarschaft, und nachher durch Handel und Verkehr weiter fortgepflanzt werden; denn die pestilentialischen Ausflüsse setzen sich in seidnen, wollnen, baumwollnen und dergleichen Waaren, welche ein weiches und lockeres Gewebe haben, fest, und werden mit ihnen weiter verführt, und zwar um desto eher, wenn die Luft, in welche diese angesteckten Materialien gebracht werden, mit ihnen gemeinschaftlich zu würken geneigt ist, wie dieses an allen Oertern, zu einer Zeit mehr als zur andern, statt findet; und wenn diese Ansteckungstheilchen zu einer solchen Zeit mitgetheilt werden, so lassen sie ihre Wuth mit der größten Heftigkeit aus; aber öfters werden sie auch zerstreut und gehen verlohren, oder bringen in einer entgegengesezten Beschaffenheit der Luft, Kranlheiten von weniger tödlichen Folgen hervor (m).

So

(m) Jeder Winzer kann die Wahrheit dieser Erfahrung bestätigen, der da weiß, wie sehr nicht blos die Klarheit, sondern auch der angenehme Geschmack seiner Weine durch den verschiedenen Zustand der Luft, in welcher sie befindlich sind und

So hat die Erfahrung gelehret, daß scharfe Fröste, starke, kalte und nördliche Winde, der Wuth ansteckender Krankheiten oft ein Ende machen, oder sie wenigstens einschränken, gelinder und weit heilbarer machen, wie man dieses im Anfange der lezten großen Pest zu **London** bemerken konnte (n), und auch oft in Ansehung anderer Oerter von den Schriftstellern über diesen Gegenstand erwähnt worden ist. So finden wir, daß in **Aegypten** durch das Austreten des **Nils**, indem

und untersucht werden, verändert wird und verschieden ist; und wenn nun Flüßigkeiten, die in ein dichtes hölzernes Gefäß eingeschlossen sind, oder in Gläsern aufbehalten werden, solche erstaunende Veränderungen in der Textur und Anordnung ihrer Partikelchen erleiden können, was für Würkungen muß nicht die Luft in den Flüßigkeiten eines thierischen Körpers hervorbringen können? da sie nicht blos in größerer Menge, durch die tägliche Nahrung, von der sie einen großen Theil ausmacht, in die Gefäße desselben hineingeführt wird, sondern auch durch ihren beständigen Druck auf denselben, wie der Verfasser in dem folgenden Hauptstück vollkommen bewiesen hat, mit der größten Stärke in jeden Zwischenraum hineindringen muß.

(n) *Hodges* de peste.

indem die stockende und faule Luft dieses Landes dadurch in Bewegung gesezt, und die Beschaffenheit derselben, vermittelst seiner aus ihm aufgestiegenen milden Dämpfe und salpeterartigen Ausdünstungen (o) verbessert wird, die Wuth der Pest sogleich aufhört, und dieselbe in ein milderers und leichter zu heilendes Fieber verwandelt wird, so daß wenn, nach dem Berichte des **Purchas** und anderer, zu **Groß-Cairo** fünfhundert Personen des Tages an der Pest starben, sie doch bei dem Wachsthum des Flusses pestilentialisch zu seyn aufhört, und niemand mehr stirbt (p). Wir sehen auch keinen Grund ein, warum die Pest, wenn sie an irgend einem Orte festen Fuß gefaßt hat, eher als mit der Vertilgung aller, oder der mehresten Einwohner aufhören sollte, wenn sie nicht durch eine veränderte Beschaffenheit der Luft vertrieben, und in ein milderers und leichter zu heilendes Fieber verwandelt würde.

Ich glaube es meiner Meinung nach nicht nöthig zu haben, zu beweisen, daß die Krankheiten

(o) *Boyle's* determ. Nat. Effluv. cap. 4.
Plot's Nat. Hist. of Straffordshire cap. 2. p. 42.

(p) *Purchas* Pilgrim. lib. VI. cap. 7.
Sandy's Travels, lib. II. cap. 97.

ten, von denen hier die Rede war, durch die Ansteckung fortgepflanzt werden; aber zu erklären, auf was für eine Art diese Veränderungen in der thierischen Haushaltung hervorgebracht werden, möchte nicht ganz unnütz seyn, und besonders, da man die Wege, auf welchen sie vorzüglich mitgetheilt wird, noch nicht vollkommen untersucht hat.

Viertes Hauptstück.

Von den Wegen, durch welche die Ansteckung geschiehet.

Die Theilchen der Ansteckungsmaterie, sie mögen nun in der Luft erzeugt, oder durch die Ausflüsse kranker Körper hervorgebracht worden seyn, berühren die Oberfläche unserer Körper mit einer Kraft, welche dem Drucke der aufliegenden Atmosphäre, in welcher sie schweben, gleich ist. Dieser Druck auf die äussere Oberfläche eines menschlichen Körpers von mittlerer Größe, soll, wie man bewiesen hat, 39900 Pfund Troygewicht betragen; und folglich kommt die ganze Stärke, mit welcher diese Partikelchen in den Körper getrieben werden, unter der Voraussetzung, daß jeder Theil des Körpers von ihnen umgeben ist, der vorerwähnten Summe gleich. Jedes einzelne Partikelchen aber berührt den Körper blos mit der Stärke einer Luftsäule, deren Höhe, der Höhe der Atmosphäre, und deren Grundfläche derjenigen Seite des eindringenden Partikelchens, welche dem schneidenden Winkel entgegengesezt ist, gleich kommt. Nun können aber die ansteckenden Theilchen ihrer äusser-

sten

sten Kleinheit und spitzigen Winkel wegen, nicht blos als Körper betrachtet werden, die uns mit der vorerwähnten Stärke berühren, sondern auch als so viele Messer und Lanzetten, die auf die Häute der Lungen und die Oberfläche unserer Körper, mit einer der Kleinheit ihrer schneidenden Winkel proportionirten Stärke würken, und in sie hineindringen.

Dieses erhellet nicht blos aus verschiedenen mechanischen Gesetzen, sondern wir erkennen es auch vermöge unserer Sinne, aus der starken Zusammenziehung einer Darmsaite bei nassem Wetter; denn die Wassertheilchen dringen ihrer äussersten Kleinheit wegen in die Saite mit einer Kraft, welche das größte Gewicht aufzuheben im Stande ist.

Wenn man nun überlegt, daß hiezu noch die starke Anziehungskraft dieser kleinen flüchtigen Theilchen, welche von ihrer Kleinheit entstehet, hinzukömmt, so ist leicht zu begreifen, wie sie in die Gefäße unseres Körpers hineindringen können. So ist die Anziehungskraft bei kleinen Magneten, wegen des nähern Beisammenseyns ihrer Theilchen, im Verhältniß zu ihrer Masse größer, als bei denjenigen, die einen größern Umfang haben. Und aus eben demselben Grunde verhält sich nach Sir Isaak Newtons Berechnung, die Anziehungskraft der Lichttheilchen zu der anderer Körper, im Verhältniß zu der in ihnen enthaltenen Menge von Materie, wie 1000000000000000 zu 1. (q)

Dieses ist meiner Meinung nach hinreichend zu beweisen, daß diese scharfen und reizenden Theilchen, durch die Oberfläche unserer Körper dringen, und auf diese Art ins Blut gelangen können; und überdem bestätigt es die Erfahrung selbst, bei allen andern scharfen und reizenden Substanzen, wie aus der Auflegung des Knoblauchs, der spanischen Fliegenpflaster, des Arseniks, und aller reizenden und zerfressenden Körper, offenbar erheller.

Ob nun aber gleich die ganze Oberfläche unserer Körper von diesen giftigen Partikelchen durchdrungen werden kann, so wird doch das vornehmste Uebel dem Blute, in seinem Durchgange durch die Lungen, mitgetheilt. Denn man überlege nur die ungeheure Anzahl von Lungenbläschen, in welche die

(q) Optic. in fine Quaest. 22.

die Luft beim Athemholen hineintritt, ferner die sehr große Vergrößerung ihrer Oberflächen, welche hiedurch entsteht, und auch die Stärke, mit welcher diese Partikelchen die innern Oberflächen der Bläschen beim Ausathmen berühren, und die grösser ist als die Stärke, womit sie einen andern Theil des Körpers von gleicher Oberfläche drücken; so wird man deutlich einsehen, daß die Ansteckung vorzüglich durch diese Gefäße dem Blute mitgetheilt wird.

Beobachtungen zeigen, daß jeder Quadrat-Zoll von der Oberfläche unserer Körper, wenn das Quecksilber im Barometer am höchsten steht, einen Druck von ohngefähr 1800 Quentchen erleidet. Wenn wir nun mit Dr. **Keil** (r) annehmen, daß beide Lungenlappen 226 Cubikzoll enthalten, wovon die Lungenbläschen nur $\frac{1}{3}$ oder 75 Zoll ausmachen, und den Durchmesser eines Bläschens auf $\frac{1}{50}$ eines Zolles setzen, so wird die Oberfläche eines Bläschen .001256, und ihr körperlicher Inhalt .0000043 betragen; und wenn wir durch diesen 75 d. i. den Raum, welchen die Lungenbläschen einnehmen, dividiren, so giebt der Quotiente, näm-

(r) Animal Secretion.

nämlich 17441860 $\times$ .00256 die Oberfläche eines Bläschens, die Summen der Oberflächen aller Bläschen = 21906 . 976 Quadratzoll. Multipliciren wir diese Summe, mit 1800; der Anzahl der Quentchen, welche jeder Quadratzoll von der Oberfläche unserer Körper trägt, so erhalten wir das Gewicht, welches die ganze innere Oberfläche der Lungen durch den bloßen Druck der Atmosphäre, wenn das Quecksilber im Barometer am höchsten steht, aushält, nämlich 39442556 . 800 Quentchen, oder 410859 . 966 + $\frac{64}{98}$ Pfund Troygewicht, wie aus den bekannten Gesetzen der Hydrostatik erhellet. (s)

Rechnet man hiezu noch den vermehrten Druck der Luft gegen die innere Oberfläche der Bläschen beim Ausathmen, so wird man finden, daß die Kraft noch größer ist. Denn gesezt, daß der Durchmesser des Luftröhrenkopfs, 0. 5 eines Zolles beträgt, und der Druck des Luftröhrenkopfs bei einem gewöhnlichen Ausathmen, wodurch die Stärke der ausgeathmeten Luft den Druck der Atmosphäre übertrift, wie man durch Versuche gefunden hat (t), zwei Unzen ausmacht, so wird

 der

(s) Mariote's Hydrostaticks.

(t) Keil's Animal Secretion, Edit. ult.

der Druck der Luft auf die Lungenbläschen, bei dem gewöhnlichen Ausathmen, dieser Ursache wegen 1844756 Quentchen, oder 19216 Pfund Troygewicht gleich seyn, und wenn diese Zahl zu dem Druck der Atmosphäre auf die Lungenbläschen addirt wird, so beträgt die Summe 39444401. 536 Quentchen, oder 410879. 182 + $\frac{64}{96}$ Pfund Troy-Gewicht. Der Druck der Luft auf den übrigen Theil der Oberfläche unseres Körpers aber, ist 39900 Pfunden Troygewicht gleich, und verhält sich zu dem Drucke auf die innere Oberfläche der Lungen wie 1 zu 10. 297 + $\frac{28882}{39900}$. Folglich werden mehr Theilchen der Ansteckungsmaterie auf diesem Wege, als durch die ganze Oberfläche des übrigen Körpers mitgetheilt.

Die vorhin angegebenen Zahlen sind würklich sehr groß. Die Ursache davon, aber ist die große Zunahme der Oberfläche durch die vielen Bläschen; denn man muß noch überlegen, daß der Druck auf jeden Quadratzoll dieser Bläschen nicht größer ist, als der Druck auf jeden Quadratzoll der Oberfläche unserer Körper, den Zuwachs, welcher durch die Stärke des Ausathmens entsteht, ausgenommen, weil diese Bläschen im entgegengesetzten Fall einem so großen Drucke nicht widerstehen

stehen könnten. Diese Menge, nämlich 75 Cubikzoll, oder so ohngefähr, scheint bei einem gewöhnlichen Ausathmen aus den Lungen gestoßen zu werden; denn ich habe durch Versuche gefunden, daß die Lungen bei einem stärkern Ausathmen über 160 Cubikzoll Luft ausstoßen, indem ich selbst einen luftleeren Recipienten von dieser Größe, durch ein einziges Ausathmen mit Luft anfüllte, die mit der Atmosphäre einerlei Dichtigkeit hatte.

Ueberlegen wir nun ferner, die überausgroße Kleinheit der Lungengefäße, und daß die ganze Blutmasse des Körpers, um verdünnt und zum Umlauf geschickt zu werden, durch dieses Organ nothwendigerweise hindurchgehen muß; so fließt die Folge von selbst, daß die Veränderungen, welche in dem Zusammenhange des Bluts durch die giftigen Ausflüsse gemacht werden, vorzüglich durch dieses Organ mitgetheilt werden.

Ueberdem gestatten die Lungen nicht blos den giftigen Theilchen in größerer Menge in das Blut hineinzutreten, sondern die leztern werden auch, wenn sie auf diese Art in den Körper gelangen, weit schädlicher, als wenn sie in einen andern Theil des Körpers geführt wären, weil sie hier weit inniger mit dem Blute vermischt werden.

Ich bin bei diesem Beweise weitläuftiger gewesen, als ich es hätte seyn dürfen; denn ich habe gefunden, daß die Schriftsteller über diesen Gegenstand, ob sie gleich annehmen, daß einige Ansteckungstheilchen dem Blute auf diese Art mitgetheilt werden können, doch das größte Gewicht auf die Vermischung dieser Theilchen mit dem Speichel legen, mit dem sie zugleich mit unsern Speisen verschluckt werden.

Es ist zwar nicht unwahrscheinlich, daß einige von diesen Theilchen dem Blute auf diesem Wege mitgetheilt werden künnen; aber es ist auch eben so wahrscheinlich, daß viele von ihnen, welche auf diese Art mitgetheilt waren, durch ihre Vermischung mit der Galle und andern Säften, viel von ihrer Kraft verlieren; denn so sehen wir, daß das Vipergift, welches, wenn es unmittelbar mit dem Blute vermischt wird, die heftigsten Zufälle verursacht, nicht tödlich ist, wenn es verschluckt wird. Eben dasselbe bemerkt man auch an vielen andern Substanzen, welche eben so sicher als Säuren, Weingeist und andere Dinge, durch den Mund in den Körper gebracht werden können, aber wenn sie in die Gefäße eines lebendigen Thieres gesprißt, und auf diese Art in den Körper geführt wer-

werden, Gerinnungen, Zuckungen und den Tod verursachen.

Die vornehmsten Gründe, welche die Aerzte bewogen haben, anzunehmen, daß die giftigen Ausflüsse vorzüglich durch diese Wege mitgetheilt werden, ist das heftige Brechen, welches oft damit verbunden ist; aber dieses ereignet sich auch in vielen andern Fiebeen, wo man nicht die geringste Ansteckung vermuthen kann.

Der einzige Einwurf, welcher mir gemacht werden könnte, ist dieser, daß wenn die Ansteckung dem Blute vorzüglich durch die Lungen mitgitheilt würde, in denselben sogleich Gerinnungen entstehen, und sie gänzlich verstopft werden würden. Wenn wir aber überlegen, daß die Luft die Lungengefäße vorzüglich bei dem Ausathmen berühret, nach welchem das Blut sogleich in die Vena pulmonalis hineintritt, deren Aeste allmählig weiter werden, und den geliefernden Theilchen Raum und Zeit geben, mit aller Stärke zu würken, so fällt dieser Einwurf von selbst weg.

Druckfehler.

S. 35 Z. 9 es statt er
S. 56 Z. 1 von unten, Dünste st. Dünsten
S. 83 Z. 13 Kiesel st. Kies
S. 128 Z. 20 deren st. denen
S. 129 nach (f), hervorbringen.

FSC
www.fsc.org
MIX
Papier | Fördert
gute Waldnutzung
FSC® C083411

Zeitfracht Medien GmbH
Ferdinand-Jühlke-Straße 7
99095 Erfurt, Deutschland
produktsicherheit@kolibri360.de